AF315248

MÉMOIRES

PRATIQUES

SUR

LES MALADIES DES YEUX

PAR

LE Dr TAVIGNOT

Professeur d'ophthalmologie au Dispensaire Saint-Côme,

Ex-Chirurgien interne des Hôpitaux de Paris, et Chef de clinique des maladies

des yeux, à l'hôpital de la Pitié,

Membre de la Société anatomique, de la Société médicale d'Emulation

et de la Société des Gens de lettres.

1re et 2e Livraisons. — 56 pages, contenant :

1° Mémoire sur la Méthode autodermique ;

2° Mémoire sur la cure radicale de la tumeur et de la fistule lacrymales ;

3° Mémoire sur la thérapeutique des kératites.

Prix : 75 cent. la Livraison.

PARIS,

CHEZ LECLÈRE, LIBRAIRE,

14, RUE DE L'ÉCOLE-DE-MÉDECINE.

1857

LA MÉTHODE AUTODERMIQUE.

Je savais, longtemps à l'avance, que la discussion qui
vient d'avoir lieu à l'Académie impériale de médecine
n'aboutirait qu'à démontrer, une fois de plus, le talent
si remarquable et si varié de la plupart des orateurs qui
ont agité à la tribune, en la prenant sous ses différents
aspects, cette grande et capitale question de la chirurgie
moderne, que l'on appelle la *méthode sous-cutanée*.

Et, en fin de compte, pour tout esprit impartial et qui
ne se laisse enfluencer, — en fait de science, — ni par l'harmonie des phrases, ni par l'originalité plus ou moins heureuse des saillies, le débat n'a porté que sur les entourages
de la méthode et non sur la méthode elle-même.

C'est ainsi qu'après avoir suffisamment fixé les esprits,
qui ne l'étaient pas encore, sur l'historique de la méthode
sous-cutanée, MM. Malgaigne, Bouvier et Velpeau n'ont eu,
à mes yeux, qu'un mérite important : celui de nier d'une
manière absolue ou d'une manière relative l'influence fatale
de l'air sur la réparation des plaies exposées. Ils ont com-
battu une erreur, sans pouvoir, cependant, nous amener à
la manifestation intelligible et démonstrative de la vérité.

Toutefois , quelques tentatives ont été faites dans ce

sens ; c'est ainsi que M. Bouley, en constatant que l'air injecté dans une plaie sous-cutanée perd son oxygène et devient inoffensif, a cru être un instant sur la bonne voie,
bien que ses expériences, d'ailleurs parfaitement exactes,
n'aient aucune signification dans la solution du problème ;
c'est ainsi que M. Velpeau, avec ce grand talent d'analyse
et de discussion qu'on ne pourrait lui dénier sans injustice,
a cru devoir faire une distinction qui est peut-être vraie,
mais qui n'est pas encore démontrée telle, entre l'action
de l'air sur les tissus non enflammés et sur ceux qui sont
le siège d'une phlegmasie plus ou moins aiguë ; c'est ainsi,
enfin, que M. Bouvier, avec un esprit de logique et de
bon sens qui est la voie la plus large ouverte au véritable
progrès, a parfaitement établi les conditions matérielles
qui distinguent les plaies couvertes par la peau des plaies
découvertes, à tel point qu'en lisant son travail, d'ailleurs
si remarquable, nous avions la pensée qu'après avoir mis,
pour ainsi dire, le doigt sur une partie de la vérité, il
allait étendre la main tout entière pour l'étreindre dans son
ensemble et en exprimer tout ce qu'elle renferme de
substantiel.

Il suffit, en effet, d'avoir quelque peu analysé ce que l'on
observe tous les jours par rapport au mode de réparation
des plaies exposées, comparé à ce qui a lieu dans les plaies
sous-cutanées, pour être convaincu que l'air ne joue, dans
l'espèce, qu'un rôle subalterne ; que son action est tout à
fait chimique, en ce sens qu'il agit exclusivement sur les
liquides épanchés ou sécrétés.

La plaie que la peau ne tapisse plus, mais qui est recouverte d'une cuirasse de diachylon, convenablement disposé, n'est-elle pas, véritablement, tout aussi bien à l'abri
du contact de l'air que la plaie protégée par l'enveloppe
tégumentaire ? et pourtant quelle différence dans le travail
de réparation !

La peau, dans les plaies sous-cutanées, ne sert donc pas

à mettre la solution de continuité à l'abri de l'air atmo-
sphérique, car s'il en était ainsi, nous aurions vingt moyens
différents de suppléer à l'absence de la peau,

En tant que tissu vivant, la peau agit vitalement ; toute
son action est là ; et qu'elle reste naturellement appliquée,
par sa surface interne, sur une plaie sous-cutanée ou
qu'elle soit artificiellement mise en contact avec une plaie
ordinaire *par sa surface externe*, le résultat reste le même,
en ce sens, que l'organisation plastique devient possible et
réalisable dans un temps très court...

Cette interprétation nouvelle de faits bien connus ne
devait pas rester tout à fait stérile et passer à l'état de pure
abstraction.

En effet une fois admises ces vérités fondamentales :
1° *que toute solution de continuité récente devient le point
de départ d'une fuite d'influx nerveux ; 2° que la vitalité de
la gangüe organique propre à réparer la plaie, se trouve
modifiée, affaiblie, pervertie par cette même perte d'influx
nerveux ; 3° qu'il n'existe, dans toute la nature, qu'un seul
corps véritablement isolant pour l'influx nerveux, — tandis
que, pour éviter la prétendue action de l'air, il en existe une
foule d'autres — et que ce corps, ou plutôt ce tissu, c'est la
peau normale et vivante*, n'est-il pas évident qu'il suffit,
pour prévenir toute déperdition d'influx nerveux, de recouvrir momentanément une plaie donnée avec une portion quelconque de ce tissu isolant par excellence que l'on
nomme l'enveloppe tégumentaire générale du corps.

Or, selon nous, en fermant la porte ouverte à l'influx
nerveux par la superposition directe de la peau sur la solution de continuité, on transforme immédiatement une
plaie découverte en une plaie non exposée ; par conséquent, le travail de réparation se trouve changé du tout
au tout, et comme nature et comme durée.

Comme nature, on a affaire à un travail d'organisation

plastique, comme je l'appelle, et qui a pour résultat de réparer les tissus détruits en les reconstituant avec leurs éléments primitifs, tandis que le travail de *réparation granuleuse* n'aboutit, en fin de compte, qu'à combler par une pièce hétérogène le tissu normal qui a disparu.

Il découle de ces différences de nature des conséquences bien importantes pour l'avenir de tel ou tel organe plus ou moins mutilé, souvent même pour l'avenir des appareils voisins, comme cela se rencontre, parfois dans les plaies avec perte de substance de la face, puisque le tissu réparé reste toujours le même dans le premier cas, tandis que la cicatrice qui remplace le tissu détruit devient avec le temps plus ou moins rétractile.

Comme durée, il n'y a pas non plus de comparaison possible; car j'ai guéri en quelques heures telle ou telle solution de continuité qui eût exigé pour sa réparation plusieurs jours ou même plusieurs semaines. Je n'insiste pas sur ces faits, dont tout le monde pourra vérifier la complète exactitude à la première occasion.

Mais, qu'est-ce donc, va-t-on me dire, que cette méthode autodermique ou néo-sous-cutanée, fondée sur les principes précédents? où sont ses règles, ses procédés, ses moyens d'action?

Tout se réduit ici à quelque chose de si simple, de si élémentaire, qu'en vérité je me sens pris d'un sentiment de grande humilité en exposant ma méthode autodermique.

En effet, j'ouvre le *Moniteur des Hôpitaux* de 1854 et je lis, page 325, — à propos d'une opération d'autoplastie que j'ai pratiquée sur une jeune femme pour réparer une perte de substance considérable de la paupière inférieure survenue à la suite d'une pustule maligne, — les lignes suivantes :

« Cependant, le gonflement qui survint dans les qua-
» rante-huit premières heures, fit céder plusieurs points

» de suture vers l'angle interne de l'orbite, de là un léger
» écartement que nous voulions surtout éviter. C'est alors
» que j'eus recours à la méthode autodermique... La paume
» de la main fut appliquée aussi exactement que possible
» sur la plaie et sur toute la région orbitaire, les doigts
» étendus sur le front. »

Le résultat m'a paru des plus remarquables, malgré les
difficultés de l'application dans le cas particulier de la méthode néo-sous-cutanée et l'irrégularité même avec laquelle
elle a été suivie. Enfin, j'ajoute à ce fait, pour le compléter,
que la cicatrice, ou plutôt la réparation plastique qui l'a
remplacée, n'a subi aucun raccourcissement ultérieur, de
telle sorte que l'ectropion ne s'est pas reproduit.

Je cite ce fait, parce qu'il indique quelle est la manière
d'être de la méthode autodermique, et surtout parce qu'il
précise la date de sa première application sur le vivant.

Il m'a été donné, depuis cet heureux emploi de ma méthode, d'y avoir recours assez souvent, soit pour des solu-
tions de continuité très peu étendues, soit pour des plaies
d'assez grandes dimensions : le résultat a toujours été le
même : selon les cas, je me servais, soit de la simple superposition d'un doigt, soit de l'application de la paume
de la main. D'après l'étendue de la plaie, sa profondeur, son
état récent ou ancien, la durée de cette application a varié
entre une heure et quarante-huit heures.

La peau de la main m'a donc, jusqu'à présent, servi,
d'une manière exclusive, à recouvrir une plaie dépourvue
de peau ; mais, il est facile d'imaginer certains cas donnés,
dans lesquels le simple rapprochement, ou même le croi-
sement des cuisses ou des jambes serait susceptible de
fournir un aussi bon résultat.

Enfin, dans des conditions, en quelque sorte, exception-
nelles, on pourra toujours, et sans danger pour eux, em-
prunter, pour quelques heures, à ses amis une portion de
leur peau, pour réparer convenablement la sienne.

Une plaie qui est en voie de restauration par la méthode autodermique, peut être, sans inconvénients, visitée de temps en temps ; mais il faut bien se garder de la laver ou de nettoyer par un moyen quelconque sa surface, car on s'opposerait par cela même à l'organisation des tractus albuminiformes qui s'y déposent avec la plus grande rapidité ; ceux-ci sont les rudiments de cette lymphe plastique, qui possède tous les éléments nécessaires à la reproduction organique.

Un phénomène assez singulier et qui mérite d'être noté, c'est l'espèce d'adhérence accidentelle qui ne tarde guère à s'établir entre la surface dénudée et la portion de peau qui lui est superposée : adhérence due sans doute aux propriétés agglutinatives de la lymphe plastique : elle cède, d'ailleurs, bientôt au premier mouvement de séparation que l'on exécute.

Mais, ce qui étonnera beaucoup les hommes de l'art, ce n'est pas, assurément, la possibilité d'appliquer et de maintenir en place, soit par la seule volonté du malade, soit à l'aide d'un bandage approprié, la main sur une solution de continuité récente ou ancienne, c'est l'impossibilité de cette application continue *dans telle ou telle condition toute spéciale,* à cause de la douleur excessive dont s'accompagne le travail d'organisation plastique dont nous avons déjà parlé. Cette particularité importante dans l'histoire de la méthode autodermique prouve du moins une chose qui n'échappera pas aux esprits les plus sceptiques, c'est que l'accollement du derme à une solution de continuité , n'est pas un fait insignifiant, un moyen sans action, un mode quelconque de pansement.

Il résulte en effet de notre observation que la méthode autodermique réussit mal ou cesse même d'être possible là où existe un travail phlegmasique plus ou moins ancien et d'une certaine acuité ; or, en y réfléchissant un peu, on conçoit bientôt qu'il devait en être ainsi, car tout travail d'organisation plastique ne peut s'accomplir qu'au sein de tissus doués de leur vitalité normale.

Quoi qu'il en soit, les applications chirurgicales de la méthode néo-sous-cutanée resteront encore fort nombreuses et des plus importantes dans la pratique ; et pour ne pas sortir , par trop , de notre spécialité ophthalmologique, je dirai qu'elle est appelée à modifier profondément le traitement d'un certain nombre d'affections des paupières et des parties environnantes, lorsque celles-ci s'accompagnent primitivement de perte de substance, ou bien lorsque cette perte de substance doit résulter de l'opération même que l'on se propose de pratiquer.

Je viens d'exposer ici en quelques mots les principes fondamentaux d'une découverte importante par les services qu'elle peut rendre dans la pratique de tous les jours ; est-ce à dire, pour cela, qu'il y ait lieu d'être très fier d'un pareil succès ?

Hélas ! non. Et mieux vaut y voir une sévère critique de l'esprit humain ; car, pendant dix ans, j'avais excisé des portions plus ou moins considérables de la conjonctive oculaire, sans songer que si cette membrane muqueuse se reproduisait de toutes pièces et par un travail d'organisation plastique, c'est que la perte de substance se trouvait, dans l'espèce, fatalement recouverte par un tissu analogue : par la conjonctive palpébrale.

Et, pourtant, la méthode autodermique repose exactement sur les mêmes principes.

NOUVELLE OPÉRATION

DESTINÉE A GUÉRIR RADICALEMENT

LA TUMEUR ET LA FISTULE LACRYMALES.

Ceux qui songent avant tout aux progrès définitifs de la science, sans se laisser distraire outre mesure par les tentatives plus ou moins heureuses qui les précèdent ou les hésitations souvent bien légitimes qui les accompagnent, seront assurément de notre avis lorsque nous leur dirons :

Toutes idées préconçues laissées de côté, il ne reste plus en présence, pour *obtenir la cure radicale et définitive de la tumeur et de la fistule lacrymales,* que deux méthodes thérapeutiques distinctes, bien que tendant au même but.

L'*une,* qui se propose de provoquer la destruction du sac lacrymal, — c'est la méthode de Nannoni, — sans se préoccuper de la perméabilité des conduits qui versaient les larmes dans ce sac ;

L'*autre,* qui consiste tout simplement à oblitérer la partie antérieure des conduits lacrymaux, tout en laissant le sac perméable.

Ces deux manières différentes de procéder à la guérison de la même maladie ont donné et donnent encore, tous les jours, des succès incontestables et qui seront bientôt, il faut l'espérer du moins, généralement incontestés.

Il ne reste donc plus, à tout esprit indépendant, qu'à comparer entre elles ces deux méthodes opératoires pour être tout à fait fixé sur leur valeur comparative.

1° *Occlusion du sac.* — La destruction du sac, reconnaissons-le tout d'abord, a pour résultat immédiat de supprimer, du même coup, et la maladie et l'organe qui en était le siége : ce qui semble mettre à tout jamais le malade à l'abri d'une récidive, se traduisant à l'extérieur par une dacryocystite muqueuse ou phlegmoneuse.

Malheureusement, c'est là tout le bien qu'il est possible de dire en faveur de la méthode de Nannoni, préconisée, dans ces derniers temps, par MM. Stœber, Desmarres, Magne, etc. Et on peut, à juste titre, lui faire les objections suivantes, lesquelles acquièrent surtout un degré évident d'importance en présence de notre méthode si simple, qui consiste à oblitérer purement et simplement la partie antérieure des conduits lacrymaux.

La destruction du sac obtenue par la cautérisation est et restera toujours une opération d'une certaine gravité, en ce sens qu'elle expose à l'inflammation du tissu cellulaire ambiant, à l'érysipèle de la face, à l'exfoliation des os sousjacents ; car plusieurs faits démontrent suffisamment la possibilité de ces accidents.

La cautérisation est loin de réussir toujours d'emblée; il arrive parfois, ainsi que nous en avons rapporté déjà deux exemples, que la partie supérieure du sac échappe à la destruction dans une plus ou moins grande étendue; la tumeur lacrymale se reproduit dès lors plus ou moins rapidement, et avec elle surgissent bientôt les accidents propres à cette affection. Or, c'est la partie supérieure du sac qu'il était véritablement important de détruire, puisque avec elle on oblitérait nécessairement l'extrémité inférieure des conduits lacrymaux.

Enfin, lorsque la cautérisation du sac a réussi et qu'il en est résulté un succès immédiat et complet, l'avenir n'est pas aussi assuré qu'on a la prétention de le faire admettre. En effet, les conduits lacrymaux restés perméables dans la plus grande partie de leur étendue, tendent sans cesse à charrier des larmes vers leur partie inférieure plus ou moins solidement oblitérée. Ces larmes accumulées finissent, dans quelques cas, par distendre outre mesure l'extrémité inférieure des conduits et par creuser une sorte de réservoir en forme d'ampoule kystique qui simule plus ou moins le sac lui-même ; ou elles provoquent la rupture de l'un de ces conduits, et s'épanchent dans le tissu cellulaire ambiant, donnant ainsi naissance à une variété de tumeur lacrymale avec toutes ses conséquences ; ou bien elles finissent par s'infiltrer entre le tissu cicatriciel qui remplace le sac détruit et le tissu osseux sous-jacent, et se créent là, avec le temps, une sorte de réservoir de nouvelle formation qui constitue une véritable récidive de la maladie première.

2° *Occlusion des conduits lacrymaux.* — Quelle que soit, d'ailleurs, la valeur que l'on accorde à la méthode qui consiste à supprimer le sac lacrymal par l'emploi des caustiques, il faut bien reconnaître que cette opération est exclusivement d'origine empirique, et que les praticiens qui l'ont mise en usage comme ceux qui l'utilisent encore de nos jours, ne se sont guère préoccupés de la nature de la tumeur lacrymale, de son origine véritable.

La tumeur lacrymale, nous l'avons déjà dit et répété plusieurs fois, n'est pour nous que *le résultat d'un désaccord organique survenu entre les propriétés chimiques des larmes et les propriétés physiologiques de la muqueuse naso-lacrymale.* Or, c'est cette connaissance de la maladie, connaissance à laquelle nous ne sommes arrivé qu'après des observations nombreuses et des expériences raisonnées, qui nous a permis de mener à bonne fin nos premières tentatives, et finalement d'instituer un traitement définitivement efficace de la tumeur et de la fistule lacrymales, ainsi que l'attestent les nombreuses observations recueillies dans notre pratique, soit publique, soit particulière.

On avait, avant nous, à peu près tout tenté pour guérir radicalement la tumeur et la fistule lacrymales ; il est évident, dès lors, qu'il était bien difficile d'imaginer telle ou telle manœuvre opératoire tout à fait nouvelle.

En effet, déjà l'oblitération des conduits lacrymaux avait été conseillée par Bosche, d'abord, à l'aide des caustiques, et par notre maître à tous, M. Velpeau, au moyen de l'excision palpébrale.

Ces opérations n'avaient pas réussi, M. Velpeau en convient lui-même. Et bien que, depuis, le chirurgien de la Charité ait eu recours à l'excision des conduits lacrymaux, je ne sache pas que ses tentatives lui aient paru susceptibles d'être encouragées, car il n'a rien dit ou fait d'important pour les faire passer dans la pratique avec toute l'autorité due à son grand nom.

C'est qu'en effet toute la difficulté est ici d'obtenir l'oblitération simultanée ou successive des deux conduits lacrymaux ; et si je me bornais à dire qu'il suffit, pour atteindre ce but, d'exciser la partie antérieure de l'un et de l'autre de ces conduits, je risquerais fort de voir compromis le succès de ma méthode, car les insuccès ou les demi-succès resteraient encore bien nombreux. Il faut donc faire quelque chose de plus et traiter directement le sac lacrymal enflammé, ainsi que nous allons l'exposer plus loin.

MANUEL OPÉRATOIRE.

De quoi s'agit-il, après tout, pour guérir la tumeur ou la fistule lacrymales ? d'une seule et unique chose, avons-nous dit : d'oblitérer la partie antérieure des conduits lacrymaux de manière à soustraire le sac à l'action irritante des larmes. Là est toute la difficulté, car, remarquons-le bien, le sac étant enflammé, — et surtout chroniquement enflammé, — il sécrète encore pendant un certain temps, alors même que la cause de son inflammation a cessé d'agir, une certaine quantité de muco-pus ; lequel ne pouvant s'évacuer qu'en partie par le canal nasal, ou même ne s'échappant pas du tout par cette voie, tend à refluer et reflue en réalité par les conduis lacrymaux. Eh bien ! c'est ce reflux spontané, — à plus forte raison quand il est provoqué par une pression intempestive exercée sur le sac,—qui déchire la cicatrice si mince et si ténue destinée à clore, soit après la cautérisation, soit après l'excision, la partie antérieure des conduits lacrymaux.

Quoi qu'il en soit, pour prévenir ce reflux du muco-pus sécrété par le sac vers les points lacrymaux, il importe de lui ouvrir, pendant les premiers jours surtout, une voie de dérivation suffisante, soit que cette dérivation ait lieu par une simple ouverture pratiquée à la partie antérieure du sac, soit que cette dérivation s'opère plus naturellement encore à l'aide d'une dilatation temporaire du canal nasal. Ce sont là deux manières d'agir que je mets tour à tour en usage, selon les cas particuliers.

Il ne nous reste plus maintenant qu'à décrire, dans leurs principaux détails, les deux opérations successives dont nous venons de parler, c'est-à-dire l'excision des conduits lacrymaux et la manière de procéder à la dérivation du muco-pus qui tend à s'accumuler dans le sac.

A. *Excision des conduits lacrymaux.* — L'opération est la même pour la paupière supérieure et pour la paupière inférieure. Néanmoins, je commence habituellement par cette dernière, afin de ne pas avoir à m'occuper du sang qui masquerait les parties à exciser si je procédais en sens inverse.

Il suffit de saisir hardiment avec une pince à quatre crochets, tenue de la main gauche, l'extrémité interne du bord palpébral qui donne passage au conduit lacrymal, et à l'attirer méthodiquement vers le tranchant du blépharotome dont la main droite est armée.

Notre blépharotome, à extrémité mousse, est manœuvré de façon à couper de dehors en dedans et à enlever, avec la partie antérieure de chaque conduit lacrymal, une suffisante quantité du bord libre palpébral. Il m'est véritablement impossible de préciser cette même quantité, car il s'agit, dans l'espèce, d'un lambeau sans formes bien déterminées, et dont l'étendue ne peut pas être toujours la même d'une manière absolue. Je dirai, toutefois, à titre de renseignement utile à mettre à profit, qu'au début de mes opérations, j'excisais assez souvent avec une certaine timidité, dans la crainte de voir persister, ultérieurement, une sorte d'encochure intra-palpébrale, c'est-à-dire une véritable difformité.

Cette crainte est d'ailleurs assez naturelle pour que je l'aie entendu exprimer non seulement par les parents de mes opérés, mais encore par la plupart des hommes de l'art qui assistaient, pour la première fois, à mes opérations.

Elle n'est, cependant, fondée en aucune façon, ainsi que l'observation n'a guère tardé à le démontrer; car, nonobstant les excisions parfois assez étendues du bord libre palpébral que j'ai cru devoir pratiquer, il n'en est jamais résulté ni encochure appréciable et, partant, ni difformité de l'appareil palp bral.

Comment s'opère cette réparation si inattendue? Je ne saurais m'en rendre compte d'une manière bien précise; mais il me suffit de savoir qu'elle a toujours lieu, le fait pouvant se passer d'explication dans la pratique.

Une fois achevée l'excision de l'un et l'autre conduits, on absterge avec une éponge le sang qui s'est écoulé en petite quantité, et, pour tout pansement, il suffit d'appliquer sur la région palpébrale une compresse imbibée d'eau glacée qui sera renouvelée de temps en temps.

La réaction est généralement nulle ou très modérée ; du cinquième au huitième jour, le travail de cicatrisation est terminé, et, sauf la perte de quelques cils et l'occlusion de la partie antérieure des conduits qu'il est toujours possible de constater, rien ne saurait laisser soupçonner la nature de l'opération qui vient d'être pratiquée sur l'appareil lacrymo-palpébral.

L'excision des conduits lacrymaux nous a toujours paru de beaucoup préférable à leur cautérisation.

B. *Incision du sac lacrymal.* — Quand j'ai affaire à une tumeur lacrymale et non à une fistule; le plus souvent, je pratique, séance tenante, l'excision des conduits et l'incision de la paroi antérieure du réservoir des larmes.

Cependant, dans plusieurs cas, il m'est arrivé de n'ouvrir le sac que deux jours plus tard. Quoi qu'on fasse, il faut avoir soin, avant de procéder à cette seconde partie de l'opération, de laisser distendre le sac par le muco-pus qu'il sécrète. L'incision, plutôt large qu'étroite, ayant été pratiquée avec un bistouri ordinaire, ou mieux encore avec un kératotome, on aura soin de maintenir l'écartement des lèvres de la plaie à l'aide de quelques brins de charpie ou d'une petite languette de toile que l'on renouvellera tous les jours, afin de donner une libre issue au muco-pus sécrété à l'intérieur du sac. Ce mode de pansement est continué pendant quatre, cinq ou six jours, tout au plus.

Lorsqu'on a à traiter une fistule lacrymale, il est clair que l'incision du sac est superflue ; l'agrandissement de l'ouverture fistuleuse est seulement indiquée dans quelques cas exceptionnels. Alors, il m'est arrivé d'établir une voie de dérivation au muco-pus sécrété par le sac, en surmontant le rétrécissement du canal nasal à l'aide d'une corde à violon assez fine, introduite plus ou moins facilement dans son intérieur. Cette dilatation n'est pas indispensable à la réussite de notre opération ; elle est, au surplus, essentiellement temporaire; sa durée est de trente-six à quarante-huit heures.

Pour ce qui est du larmoiement que l'on est naturellement porté à considérer comme une conséquence forcée de l'oblitération des conduits lacrymaux, il n'existe jamais à un degré très prononcé et il disparaît de lui-même dans les six ou huit premiers mois qui suivent l'opération. C'est là un fait d'observation contre lequel ne sauraient prévaloir tous les raisonnements du monde, et qui a été, déjà, constaté après la destruction du sac par la méthode de Nannoni.

En résumé, nous venons d'initier nos confrères au maniement d'un mode de traitement bien simple et surtout bien efficace de la tumeur et de la fistule lacrymales ; ils nous en sauront gré, je n'ose pas le mettre en doute.

Dans tous les cas, je réserve aux esprits les plus rebelles une dose suffisante de démonstration, dès que le temps me permettra d'ajouter aux faits que j'ai déjà publiés (voy. *Gazette des Hôpitaux*, 1856, nos 95, 99, 127 et 134, et *Moniteur des Hôpitaux*, no 22, 1857) les faits nouveaux que je possède, de manière à compléter les différentes communications adressées par moi à l'Académie des Sciences sur cette importante question de thérapeutique chirurgicale. — Ce sera l'objet d'une monographie spéciale.

Paris. — Imp. d'Emile Allard, rue d'Enghien, 14

UN MOT

SUR

LA THÉRAPEUTIQUE

DES KÉRATOPATHIES.

Lorsque, en 1844, je succédai à mon ami et regrettable collègue le D^r L'Hommeau en qualité de chef de clinique des maladies des yeux à l'hôpital de la Pitié, je fus tout naturellement conduit vers l'étude plus spéciale des maladies de la cornée ; étude qui se trouvait être, pour ainsi dire, mise à l'ordre du jour par un travail fort remarquable que venait de publier mon prédécesseur. Il y avait dans cette monographie non seulement un résumé des recherches faites par l'auteur lui-même, mais encore tout un exposé des opinions et de la pratique de M. Aug. Bérard, professeur de clinique chirurgicale, à l'hopital de la Pitié.

Nous avions dans nos salles et surtout à notre consultation publique des cas très nombreux et des formes morbides très variées de maladies de la cornée. Je m'appliquai surtout à bien déterminer les caractères physiques et les lésions fonctionnelles propres à chaque espèce de kératite. Si je ne m'abuse, je crois que mon travail — (Voy. *J. des Conn. Méd.-Chir.*, nᵒˢ 92, 141 et 236, —1845)— n'a pas été sans influence sur les idées qui avaient cours à cette époque. Dans tous les cas, il a été pour moi d'une grande utilité, puisqu'il m'a servi de point de départ et en quelque sorte de guide pour des recherches ultérieures; recherches qui, en dix ans, ont abouti, en définitive, à simplifier dans beaucoup de cas la thérapeutique des kérato-pathies, et à instituer un traitement efficace à la place des médications plus ou moins insuffisantes qui étaient mises en usage, tous les jours, par les hommes les plus haut placés et les plus compétents en ophthalmologie.

Le mode de développement d'un certain nombre de kératites était resté obscur ; et, dans les états morbides complexes de l'œil, l'homme de l'art, voyant un peu de tout, ne savait à quelle lésion initiale il avait affaire : il ne pouvait distinguer la maladie primitive des états secondaires existant à titre de complication.

Je crois avoir porté la lumière dans ce chaos, en formulant les lois qui associent entr'elles, malgré des différences de texture, les trois principales membranes constituantes de l'œil, la conjonctive, la cornée et l'iris ; association de laquelle résulte une solidarité organopathique des plus directes et dont j'ai fait ressortir toute l'importance. (Voy. § Iᵉʳ, p. 19.)

Plus loin, je fais connaître une médication tout à fait spécifique dans les ulcérations de la cornée; il s'agit du collyre marin qui, depuis bientôt quinze ans, ne m'a pas fait défaut un seul instant. (Voy. § II, p. 27.)

Le traitement des kératites plastiques, du moins dans quelques-unes de leurs formes, m'avait paru insuffisant dans certains cas ; j'ai fait intervenir l'art d'une manière plus active en me décidant à donner issue, à l'aide d'une ponction ou d'un débridement plus ou moins étendu, à la lymphe plastique emprisonnée dans les lamelles de la cornée. (Voy. § III, p. 39.)

Enfin, j'ai accumulé le plus de preuves possibles pour démontrer qu'avec une main sûre et un œil exercé on pouvait toujours arriver à ouvrir, — de façon à provoquer leur oblitération, — les troncs vasculaires profonds qui caractérisent la kératite vasculaire interstitielle, afin de guérir parfaitement bien, dans un temps donné, une affection considérée, jusque-là, comme à peu près au-dessus des ressources de l'art. (Voy. § IV, p. 48.)

§ I.

De la solidarité organopathique qui existe entre la conjonctive, la cornée et l'iris.

Malgré des différences fondamentales de structure et de fonctions, la conjonctive, la cornée et l'iris semblent ne former qu'un seul système organique au point de vue pathologique, c'est-à-dire *une sorte de trépied vital de l'œil.*

Cette solidarité qui existe entre la conjonctive, la cornée et l'iris n'a rien d'extraordinaire ; on s'en rend parfaitement compte si l'on réfléchit que ces trois membranes reçoivent leurs nerfs d'une source commune, et sont surtout alimentés par un seul système vasculaire, dont les oscillations, en plus ou en moins, retentissent manifestement d'une membrane sur l'autre. De là, ces complications si fréquentes dans les affections des yeux ; cette kératite qui s'ajoute à une conjonctivite, cette iritis qui survient pendant le cours d'une kératite.

Pour nous, c'est plus particulièrement dans le système vasculaire commun à l'iris, à la cornée et à la conjonctive qu'il faut rechercher le point de départ de cette solidarité organopathique dont nous venons de parler, et des complications qui en sont le résultat. Il est bon, par conséquent, d'entrer dans quelques explications à cet égard.

La cornée, privée à l'état normal de sang rouge, est cependant pourvue de nombreux canaux dépourvus de parois propres et destinés à charrier une sorte de lymphe ou de fluide séreux approprié à la nutrition de cette membrane.

Ces canaux, dont l'existence n'était pas difficile à concevoir, mais que les injections de M. W. Bowman viennent de faire mieux connaître, s'abouchent évidemment à la périphérie de la cornée, avec deux ordres de vaisseaux bien distincts.

Les uns, plus profonds, sont les artérioles ciliaires qui existent en grand nombre à la partie antérieure de la sclérotique, et dont la turgescence pathologique constitue le cercle radié sclérotical des auteurs.

Les autres, plus superficiels, sont ces vaisseaux non moins nombreux qui existent dans l'épaisseur même de la conjonctive oculaire ; artérioles charriant normalement du sang séreux, et qui, avant d'arriver à la circonférence de la cornée, se divisent en deux ordres.

Les plus superficielles continuent leur trajet et vont alimenter le feuillet aminci de la conjonctive qui tapisse la face antérieure de la cornée.

Les plus profondes traversent la circonférence antérieure de la sclérotique pour se distribuer, en s'anastomosant avec les artérioles ciliaires, aux différentes lamelles de la cornée, dans laquelle elles pénètrent de la circonférence vers le centre.

Le cercle ciliaire est le point d'élection choisi pour ces nombreuses anastomoses. Ceci explique le mouvement fluxionnaire dont il est le siége dans plusieurs affections des membranes de l'œil.

Rien ne rétablit mieux l'état anatomique que nous venons d'indiquer que l'observation des faits pathologiques.

Dans une première forme de kératite vasculaire interstitielle, on verra que les nombreux vaisseaux sanguins qui
rampent dans l'épaisseur même de la cornée viennent aboutir, par un ou plusieurs troncs, aux vaisseaux de la sclérotique, puisqu'ils disparaissent dans l'épaisseur même de
cette membrane.

Dans une seconde forme de kératite vasculaire interstitielle, les vaisseaux sanguins qui rampent dans l'épaisseur
même de la cornée viennent aboutir, par un ou plusieurs
troncs, aux vaisseaux de la conjonctive oculaire, avec lesquels ils se continuent en devenant superficiels à peu de
distance de la circonférence de la cornée.

Cette seconde forme de kératite vasculaire intersticielle
est moins fréquente que la première.

S'il en est ainsi, il n'est pas difficile de comprendre l'effet
ou le retentissement que telle membrane peut avoir sur
telle autre quand une inflammation est venue modifier sa
circulation.

Supposons la conjonctive enflammée. La circulation de
sa trame vasculaire est modifiée à ce point qu'elle reçoit du
sang rouge, et qu'elle en reçoit outre mesure. Si l'inflammation est partielle, si elle est modérée, la cornée pourra
bien (ce qui a lieu le plus ordinairement) ne ressentir que
très faiblement et d'une façon imperceptible le trouble apporté à sa circulation et à sa nutrition ; car il lui reste toujours des vaisseaux profonds qui restent en communication
normale avec les vaisseaux ciliaires de la sclérotique. Mais
si la conjonctivite est générale, si elle est très aiguë, ce qui
a lieu dans la conjonctivite purulente, par exemple, non
seulement toute circulation est en quelque sorte interrompue dans la conjonctive oculaire, mais, comme il est facile
de le concevoir, le trouble s'étend plus loin, jusqu'aux anastomoses vasculaires voisines, c'est-à-dire aux vaisseaux ciliaires, qui se dilatent et se congestionnent à leur tour. De

là, arrêt de la circulation dans la cornée, trouble de cette membrane, développement d'une kératite.

Mais ce n'est pas seulement la cornée qui peut ressentir le contre-coup d'une perturbation survenue dans la circulation de la conjonctive ; l'iris recevant en plus ce que la cornée reçoit en moins peut aussi devenir le siége d'un mouvement fluxionnaire, et bientôt d'une iritis.

Cette dernière complication est néanmoins moins fréquente que la première.

Supposons maintenant une kératite primitive ; n'est-il pas évident que par le fait d'une modification de vitalité de la cornée il y aura un trouble plus ou moins grand apporté à la circulation ? Or, ce trouble ne peut guère rester limité à la cornée ; il doit bientôt retentir jusqu'aux sources mêmes où s'alimente la cornée, c'est-à-dire jusqu'à la conjonctive et jusqu'aux vaisseaux ciliaires de la sclérotique. De là, en effet, l'apparition de la *conjonctivite concomitante de la kératite ;* de là ce *cercle radié sclérotical* que l'on rencontre dans le plus grand nombre des cas.

On conçoit, enfin, qu'une iritis primitive vienne à son tour, et de proche en proche, perturber la circulation spéciale siégeant au niveau du ganglion ciliaire, et par le même mécanisme entraver la circulation de la cornée (qui ne s'alimente plus alors qu'à l'aide de la conjonctive) et de la conjonctive elle-même, pour peu que le mouvement fluxionnaire soit intense.

Dans ces circonstances, c'est-à-dire lorsque la conjonctivite est venue s'ajouter à l'iritis, la cornée ne peut guère échapper, et n'échappe guère, en effet, au trouble fonctionnel qui lui est imprimé ; et c'est alors que l'on voit survenir soit une kératite plastique générale, soit une kératite ulcéreuse très étendue qui vient mettre en question l'existence définitive du globe oculaire.

Croit-on maintenant que la connaissance des rapports si intimes qui lient entre elles trois des principales membranes de l'œil n'ait qu'une valeur secondaire, un simple intérêt de curiosité?

On se tromperait étrangement.

En effet, il importe toujours, d'une manière générale, de connaître toutes les complications qui peuvent surgir pendant le cours d'une maladie ; dans l'espèce, cela est très utile pour la pratique, car en distinguant la maladie primitive des affections secondaires, on ne s'expose pas à prescrire un traitement inopportun ou même nuisible.

Des exemples nombreux viennent attester tous les jours combien est intime la solidarité que nous venons de faire connaître, en même temps qu'ils montrent de quelle utilité il peut être d'avoir sans cesse présentes à l'esprit les conséquences qu'elle produit.

Les faits suivants, observés presque simultanément, prouvent ce que nous venons d'avancer. Ils ont été constatés par les médecins et les élèves qui suivent les leçons cliniques de notre dispensaire.

La conjonctivite peut donner naissance à une kératite plastique.

Ire OBS. — Une malade de quarante-trois ans, couturière, d'une constitution lymphatique, se présente, vers le mois de février 1854, à notre consultation publique. L'œil gauche est le siége d'une *conjonctivite avec sécrétion muqueuse*, laquelle n'est autre chose que l'ophthalmie catarrhale des auteurs ; ses caractères sont des mieux accentués, et il n'y a pas d'erreur possible.

La maladie existe depuis trois à quatre jours ; aucune complication n'est survenue ; les membranes et les humeurs de l'œil ont leur transparence normale.

Traitée par les purgatifs et le collyre au borax, la conjonctivite paraissait devoir céder assez promptement, quand il survient, douze à quinze jours plus tard, un épanchement plastique, de l'étendue d'une lentille, occupant la partie externe de la cornée, à cinq ou six millimètres de son bord libre.

La conjonctivite, abstraction faite de la sécrétion muqueuse qui avait disparu, persista en grande partie par le fait seul de cette complication.

Nous traitâmes cette kératite plastique par des moyens appropriés; l'épanchement, plutôt superficiel que profond, ne tarda guère à ulcérer les lamelles antérieures de la cornée et à être éliminé. Nous eûmes dès lors à traiter une ulcération transparente de la cornée, laquelle, soumise à l'action de notre médication spécifique, le collyre au sel marin, ne tarda guère à guérir rapidement, c'est-à-dire en dix-huit ou vingt jours, à l'aide d'une cicatrice tout à fait transparente; n'oublions pas cette circonstance.

Autant la kératite plastique est fréquente comme complication dans *la conjonctivite avec sécrétion purulente*, autant elle est rare dans *la conjonctivite avec sécrétion muqueuse*.

Dans le cas particulier, ce retentissement de l'inflammation de la muqueuse oculaire sur la cornée était d'autant moins probable que la conjonctivite était elle-même assez modérée.

Cependant nous ferons remarquer que nous avions affaire à un sujet pâle, lymphatique et à constitution évidemment affaiblie. Cette particularité explique, selon nous, et fait très bien comprendre l'exception.

L'iritis chronique peut donner naissance à une kératite plastique ponctuée.

IIᵉ OBS. — Le 16 septembre 1853, s'est présenté au dispensaire St-Come un jeune homme de vingt ans, sculpteur en ivoire. Il est petit, son teint est décoloré; sa physionomie intelligente indique l'excitation prématurée du système nerveux et le développement de l'intelligence aux dépens des principaux organes de l'économie.

Ce garçon nie avoir eu des accidents syphilitiques; il n'en présente pas d'ailleurs de traces évidentes; il existe seulement plusieurs taches hépatiques sur la poitrine et l'abdomen.

Quoi qu'il en soit, l'œil gauche nous offre :

Du côté de l'iris, une teinte plus foncée de cette membrane, un rétrécissement, une déformation et une immobilité de la pupille ; il existe en même temps des douleurs circum-orbitraires toutes les nuits, et la vue est très affaiblie ;

Du côté de la cornée, deux dépôts plastiques siégeant vers la partie supérieure de sa circonférence. Il y a peu de photophobie.

La maladie de l'iris, suffisamment indiquée par ses principaux symptômes caractéristiques, remonte à trois semaines. Les taches de la cornée sont survenues depuis, d'après le dire du malade.

Nous avons provoqué assez rapidement un commencement de salivation, laquelle a eu pour effet d'enrayer la marche de l'iritis. Cependant, une rechute, assez peu grave d'ailleurs, ayant eu lieu, il fut nécessaire d'avoir recours de nouveau au même moyen employé avec plus d'énergie. L'amélioration fut encore très rapide, et les deux épanchements plastiques étaient eux-mêmes en voie de résorption lorsque le malade fut perdu de vue.

L'iritis chronique peut donner naissance à la kératite conjonctivale.

IIIe OBS. — Mme B..., trente-huit ans, cuisinière à La Villette, d'une constitution faible et détériorée, est peu réglée habituellement. Depuis deux mois les menstrues n'ont plus paru. Il est survenu du côté droit une iritis à forme chronique, laquelle s'est manifestée par des douleurs circum-orbitraires, qui ont été surtout très prononcées pendant les quatre premiers jours. La coloration de l'iris est plus foncée, la pupille est rétrécie et déformée. Peu de temps après le début de ces accidents, est survenue une conjonctivite occupant la moitié supérieure de la circonférence oculaire ; une kératite conjonctivale, caractérisée par un réseau vasculaire très prononcé, situé vers le tiers supérieur de la surface cornéale, n'a pas tardé à apparaître.

Que fallait-il faire en pareille occurrence ? Traiter la kératite conjonctivale, qui paraissait être la maladie prédominante, l'affection principale ? Nullement. Il fallait évidemment s'occuper tout d'abord de guérir l'iritis chronique ; et c'est ce que nous avons fait.

L'iritis aiguë peut donner naissance à une conjonctivite
et à une kératite plastique.

IV° obs. — Dans les premiers jours d'août 1853, le Dr Vallery (de Bresles) m'adressa M. B..., 188, faubourg Saint-Martin. Ce malade était depuis trois semaines atteint d'iritis et de kératite plastique de l'œil droit. D'après les renseignements qui nous ont été fournis, l'iritis a dû débuter la première.

Quoi qu'il en soit, il n'existait qu'une conjonctivite légère, lorsque M. B... fut soumis par un praticien de la capitale à l'emploi d'un collyre au nitrate d'argent.

Cette méthode incendiaire, et trois fois mauvaise dans l'espèce, aggrava la phlegmasie de la conjonctive, et par suite celle de la cornée et de l'iris.

Lorsque le malade fut confié à mes soins, il y avait conjonctivite très aiguë avec kémosis charnu, kératite plastique occupant la moitié supérieure de la cornée et iritis au 2e degré.

M. B... fut immédiatement soumis à l'emploi du calomel et de la belladone, pour provoquer le plus rapidement possible la salivation.

La salivation n'apparut qu'à la fin du deuxième jour ; sans être trop violente, elle se présenta avec une certaine acuité. Pendant quatre à cinq nuits, le malade fut à peu près privé de sommeil, forcé qu'il était de cracher pour ainsi dire à chaque instant.

Mais, en même temps, et par compensation, les symptômes de la kérato-iritis s'améliorèrent singulièrement. La lymphe plastique se résorba en grande partie ; une portion s'élimina par ulcération des lames superficielles de la cornée, et l'ulcération guérit sans cicatrice opaque ; l'iris reprit ses caractères normaux, la pupille sa forme à peu près régulière ; sa contraction reparut également, grâce à des instillations de belladone, qui ont rompu les adhérences encore récentes. — La vue est revenue aussi bonne qu'auparavant.

Ce traitement a duré un mois, car il a fallu traiter la salivation. Aux gargarismes à l'alun, au borax ou au laudanum, etc., successivement employés, j'ai joint avec quelque succès le tartre stibié donné en lavage à différentes reprises : 0,10 pour 1,000 grammes d'eau.

Dans le cas que nous venons de citer, on a vu que l'action médicatrice produite par le calomel a été aussi marquée sur la cornée que sur l'iris.

Mais on n'oubliera pas que ce malade, affecté dès le début, ainsi que l'atteste la succession des symptômes éprouvés, d'après sa narration, d'une iritis, a été malheureusement soumis par un praticien de la ville à l'usage d'un collyre au nitrate d'argent. Or, cette médication intempestive, et même tout à fait incendiaire dans l'espèce, a eu pour effet, au lieu de la conjonctivite simple qui existait, de déterminer une conjonctivite très aiguë, laquelle, ajoutée à l'iritis, nous explique suffisamment le développement de la kératite plastique presque générale qui est survenue. La gangrène de la cornée aurait même pu être la conséquence d'une pareille méprise.

§ II.

Du chlorure de sodium contre les ulcérations de la cornée.

Les premiers essais à la suite desquels j'ai été conduit à préconiser le chlorure de sodium dans les maladies des yeux, remontent assez loin. Et, lorsque je publiai, en 1843, un mémoire détaillé sur ce nouveau mode de traitement, ma conviction était déjà formée relativement aux avantages qu'il présente dans la pratique. (Voy. *Journ. l'Expérience*, 1843, n°s 335 et 336.)

Les dix observations détaillées que j'ai consignées dans

ce premier travail ont engagé plusieurs praticiens à répéter mes expériences : quelques-uns m'ont rapporté, de vive voix ou par correspondances, les succès qu'ils avaient obtenus à l'aide du chlorure de sodium ; d'autres ont publié eux-mêmes les résultats de leurs essais qui ont été des plus heureux.

Parmi ces derniers, nous citerons le D^r L'Hommeau *(De la Kératite*, p. 68, 1844), et le rédacteur de la *Gazette Médicale belge*, qui, dans son numéro du 14 janvier 1844, cite, à propos d'une analyse de mon mémoire, une observation de kératite ulcéreuse très rapidement guérie à l'aide d'un collyre au sel marin, nonobstant la coexistence de diverses complications.

Deux ans plus tard, un médecin de Lisbonne, le Dr Moraes, essaya d'abord sur lui-même le chlorure de sodium, et, après avoir été guéri très rapidement d'une ophthalmie chronique, rebelle jusque-là, il employa le même médicament sur des malades de sa clinique, avec un égal succès. (Voy. *Ann. d'Oculistique*, 1846, p. 254.)

Je lis dans le *J. des Conn. Méd.-Chirurg.*, tome XXXIV, 1850, page 185, la note suivante :

« M. le Dr J. Benoît, professeur de clinique médicale à la Faculté de Montpellier, vient de nous adresser, à l'appui de la nouvelle méthode de traitement des ulcérations de la cornée, découverte par le Dr Tavignot (Voy. *le numéro du 1er mars*), deux observations bien intéressantes, et qui attestent de nouveau toute l'efficacité du chlorure de sodium dans cette variété de kératite.

» Dans le premier cas, des ulcérations de la cornée existaient des deux côtés sur un jeune homme de quinze ans. Après avoir successivement mis en usage la saignée générale, le calomel à l'intérieur, les frictions mercurielles belladonées autour de l'orbite, sans amélioration sensible et définitive, on eut recours à la cautérisation des ulcérations développées sur l'un et l'autre œil. Trois applications de nitrate d'argent en crayon furent faites à quelques jours d'intervalle. « Le résultat obtenu, dit M. Benoît, fut plus fâcheux qu'utile.» Enfin, le douzième jour du traitement, et après avoir tenté encore sans succès l'emploi de divers collyres, on prescrivit un collyre au sel marin ; *dès le lendemain, il n'existait plus de photophobie*, et l'examen des yeux permit de reconnaître le fond grisâtre des deux ulcérations cornéales.

» Le collyre de chlorure de sodium fut continué pour tout traitement jusqu'à la guérison complète, qui eut lieu le vingt-deuxième jour.

» Alors les cornées ne présentaient plus que des cicatrices leucomateuses, qui, par leur situation en dehors de l'ouverture pupillaire, ne gênaient nullement la vision.

» Dans le deuxième cas, il s'agissait d'une femme de quarante-deux ans, affectée d'une kératite chronique d'origine scrofuleuse. Cette malade avait été pendant trois mois soumise au traitement que l'on prescrit d'ordinaire en pareille circonstance ; elle n'avait éprouvé aucune amélioration sensible. Sous l'influence du chlorure de sodium en collyre, dit M. Benoît, la guérison était complète le vingt-unième jour. Le professeur de Montpellier cite encore plusieurs cas analogues aux précédents, et il ajoute, en outre, qu'il a employé avec un résultat satisfaisant des douches d'une solution de sel marin dans une inflammation chronique du sac lacrymal compliquée d'engorgement.

» L'efficacité de ce précieux collyre ne saurait donc être désormais mise en doute.»

Une deuxième note insérée dans le tome **xxxv**, 1850, du même journal, est ainsi conçue :

« M. le Dr Giraud, médecin distingué de Saint-Étienne, nous adresse une observation très remarquable de guérison d'une *kératite ulcéreuse chronique*, qui, après avoir longtemps résisté aux médications ordinairement employées en pareil cas, a rapidement cédé au traitement par le sel marin, introduit depuis quelques années par le

Dr Tavignot dans la thérapeutique des ulcérations de la
cornée. »

Enfin, en mars 1851, le Dr Olivetti, praticien de Revi-
sigliasco, publiait, dans *la Gazetta Medica italiana*, de
Turin, un mémoire ayant pour titre : *Dell' uso del cloruro
di sodio nelle ulceri della cornea*, dans lequel il rapporte
qu'en suivant mes indications, il a guéri très rapidement
quatre malades affectés de kératites ulcéreuses plus ou
moins avancées, et rebelles jusque-là à différentes médications. — Les observations détaillées terminent le travail
de notre excellent confrère piémontais.

Je n'ai pas cessé moi-même, un seul instant, de m'occuper de cette question thérapeutique, et, à diverses reprises,
j'ai fixé de nouveau l'attention des chirurgiens sur les beaux
résultats obtenus à l'aide du collyre au sel marin dans les
ulcérations de la cornée.

J'ai voulu donner un plus haut degré d'utilité pratique
à ce sujet, en m'occupant de nouveau de l'emploi du chlorure de sodium dans les kératopathies ulcéreuses, et j'au-
rai atteint mon but si l'on veut bien reconnaître que la
kératite ulcéreuse offre une certaine gravité par elle-même,
et qu'elle cède très promptement à l'emploi du moyen thérapeutique que nous préconisons.

Non seulement les ulcérations de la cornée ne présentent
point une identité parfaite dans leurs caractères physiques
et physiologiques, mais j'ajoute qu'elles diffèrent encore
beaucoup entr'elles sous les rapports de leurs causes, de
leurs symptômes, de leur marche, etc.

Les ulcérations de la cornée se rencontrent à toutes les
époques de la vie : je les ai observées sur des enfants nou-
veau-nés et chez des vieillards octogénaires. Elles paraissent
se développer sous l'influence de causes si variées, qu'on
comprend, jusqu'à un certain point, qu'elles puissent survenir au milieu de conditions organiques si différentes.

C'est un fait d'observation incontestable, cependant, que les ulcérations de la cornée surviennent fréquemment chez les jeunes sujets, surtout quand ils sont lymphatiques ou scrofuleux.

Les personnes soumises à un mauvais régime, à une alimentation insuffisante, à des conditions hygiéniques défavorables, paraissent prédisposées à cette affection. Sous ce dernier point de vue étiologique, on peut, à la rigueur, rapprocher plusieurs espèces d'ulcérations de la cornée de la kératite ulcéreuse que Magendie produisait, pour ainsi dire, à volonté, chez les animaux dont il débilitait la constitution par une nourriture insuffisante ou peu nutritive.

Mais, lorsqu'il s'agit de nous rendre compte des causes déterminantes des ulcérations de la cornée, nous devons reconnaître qu'elles nous échappent dans la grande majorité des cas.

La division suivante que j'ai donnée en 1847, me semble être, à la fois, la plus exacte et la moins compliquée. (Voy. *Traité clinique des maladies des yeux*, p. 301.)

Nous rangeons d'abord toutes les ulcérations de la cornée en deux grandes classes :

1° Ulcérations transparentes ;

2° Ulcérations opaques.

Les ulcérations transparentes se subdivisent en :

A. *Ulcérations pointillées ;*

B. *Ulcérations à facettes ;*

C. *Ulcérations cupuliformes.*

Les ulcérations opaques se subdivisent en :

A. *Ulcérations semi-lunaires ;*

B. *Ulcérations vasculaires ;*

C. *Ulcérations pulpeuses.*

La gravité relative de ces diverses sortes d'ulcérations de la cornée est loin d'être la même ; et cela importe surtout à constater ici.

On peut établir, en règle générale, que les ulcérations transparentes sont moins graves que les ulcérations opaques. Abandonnées à elles-mêmes, les premières guérissent, parfois, assez facilement, et sans donner naissance à des complications de nature à compromettre les fonctions ultérieures de l'œil ; les dernières, au contraire, tendent le plus souvent à faire de nouveaux progrès : ce sont elles, et plus spécialement l'espèce que j'ai appelée *ulcération pulpeuse*, qui produisent, dans quelques cas, et avec une extrême rapidité, la perforation de la cornée.

Chose bizarre, et bien digne de remarque ! les symptômes que présentent les ulcérations transparentes et les ulcérations opaques de la cornée, loin d'être en corrélation plus ou moins directe avec la gravité différente de ces diverses ulcérations, sont le plus ordinairement en sens inverse de cette gravité.

Ainsi, la photophobie est presque toujours très prononcée dans les ulcérations transparentes, tandis qu'elle manque habituellement, ou existe à peine, dans les ulcérations opaques. Mais je dois ajouter que les ulcérations transparentes, par une cause ou par une autre, souvent sous l'influence d'un traitement peu rationnel, sont susceptibles de se transformer en ulcérations opaques.

J'emploie le chlorure de sodium en collyre dans les six espèces d'ulcérations que je viens d'indiquer : son mode d'action est probablement le même dans tous les cas ; mais comme il se traduit à l'extérieur par des résultats variés, j'ai cru devoir signaler, en passant, cette particularité.

Dans les ulcérations transparentes de la cornée, le premier effet que l'on constate après trente-six ou quarante-huit heures de l'usage du médicament, est une diminution très notable de la photophobie, quelquefois même sa dispa-

rition complète. Cette action si remarquable, et pour ainsi
dire infaillible, du sel marin sur les ulcères transparents de
la cornée, qui fait céder d'un jour à l'autre le symptôme
photophobique, est tout à fait inexplicable, car un examen
attentif de l'ulcération ne fait découvrir aucune modification appréciable dans ses caractères physiques. Il s'est pro_
duit là, probablement, une simple modification de vitalité.

Dans les ulcérations opaques de la cornée, l'action du
chlorure de sodium est accusée d'une manière moins rapide
et moins brillante, pour ainsi dire, que dans le cas précédent, vu l'absence de photophobie ; mais l'efficacité du
remède tire ici une importance bien plus grande de la gravité même de la maladie.

Le premier effet qui résulte de l'emploi du chlorure de
sodium est un brusque arrêt dans la marche envahissante
de l'ulcération ; puis, après cinq à six jours du même traitement, l'ulcère, qui était resté stationnaire, tend à se déter-
ger insensiblement : une partie de la lymphe plastique
infiltrée entre les lames sous-jacentes de la cornée, ou
épanchée à la surface de l'ulcération, est résorbée ; l'autre
partie concourt à former la cicatrice leucomateuse.

Cette période de cicatrisation dure un temps variable,
selon les différents cas : quinze jours, trois semaines, un
mois.

Je me suis souvent demandé : pourquoi, dans les ulcères transparents de la cornée, la cicatrice est ordinairement diaphane ; et pourquoi, dans les ulcères opaques, la
cicatrice offre toujours une perte de transparence plus ou
moins grande : en d'autres termes, l'opacité d'une cicatrice
cornéale est-elle un phénomène obligé, nécessairement inhérent au travail réparateur qui s'est opéré ? ou bien n'est-
elle que le résultat d'une circonstance fortuite et tout à fait
accidentelle ?

Cette question a une grande importance au point de
vue thérapeutique, ainsi qu'on le verra bientôt.

3

J'établis d'abord en principe que la cornée tend sans cesse à réparer la perte de substance qu'elle a éprouvée par la production d'un tissu nouveau, diaphane comme elle l'est elle-même.

A l'appui de cette opinion, il me suffit de citer ce qui a lieu dans les ulcères transparents qui guérissent à l'aide de cicatrices diaphanes, lorsque rien n'est venu entraver dans sa marche le travail physiologique de restauration.

En bonne logique, si ce qui a lieu dans un cas simple n'est plus possible dans un cas compliqué, cela tient nécessairement à la complication elle-même.

Ce qui complique un ulcère opaque, c'est évidemment la sécrétion plastique ou puriforme, comme on voudra l'appeler, qui s'est établie soit à sa surface, soit dans l'épaisseur de ses parois.—Cette exsudation opaque disparaît-elle rapidement, comme cela a lieu dans notre méthode de traitement? rien ne s'oppose plus à la formation d'une cicatrice transparente. Tend-elle, au contraire, à se concréter, sous l'influence d'une médication irrationnelle qui fait passer la maladie à l'état chronique? voici ce qui a lieu : il arrive un moment où la puissance d'absorption est, pour ainsi dire, presque nulle; alors commence une sorte d'exsudation de suc cornéal. Ce nouveau travail, commencé lorsque l'autre n'est pas achevé, a les conséquences suivantes :

La lymphe plastique se trouve englobée par le tissu nouveau, et fait corps avec lui, en détruisant, par son opacité, la transparence de la portion de cornée qui vient d'être restaurée.

Le mécanisme, à l'aide duquel surviennent les opacités leucomateuses de la cornée, nous mène à cette conclusion déjà prévue:

Que le meilleur moyen d'éviter les cicatrices opaques dans les ulcérations transparentes de la cornée, est de provoquer le plus tôt possible leur guérison, afin de prévenir sûrement telle ou telle complication qui pourrait avoir pour effet l'opacité partielle ou générale de la plaie ulcéreuse;

Que le meilleur moyen, encore, de prévenir les cicatrices opaques dans les ulcérations non transparentes de la cornée, est de provoquer le plus tôt possible leur guérison, afin de rendre le travail de résorption, qui s'opère sur les dépôts plastiques, assez actif pour que l'ulcère soit redevenu diaphane à l'époque où débutera le travail réparateur de cicatrisation.

J'ai dit quel était ce moyen : on appréciera mieux maintenant toute sa valeur.

Au lieu d'être primitives, les ulcérations de la cornée sont quelquefois consécutives à une phlyctène ou à une papule développée sur cette membrane. Dans ces différents cas, dès que le travail ulcératif est établi, on doit, dans la pratique, faire abstraction de la petite tumeur ; et cela, quels que soient sa forme, son étendue, ses caractères, pour ne plus s'occuper que de l'ulcération, que l'on soumettra au traitement ordinaire. L'exemple suivant, bien qu'emprunté à un autre ordre de faits, vient encore à l'appui de ce que nous venons d'avancer :

Voici un malade atteint de kératite plastique. Tant que la lymphe épanchée reste emprisonnée dans les lamelles de la cornée, c'est en vain que vous tenteriez de modifier, d'une manière favorable, par le sel marin, l'affection kératique ; le collyre ne fera qu'ajouter à l'inflammation dont l'œil est le siége. Ce que je dis ici du chlorure de sodium s'applique également aux autres collyres irritants. C'est avec juste raison que M. Velpeau les proscrit tous de sa pratique dans le cas particulier qui nous occupe.

Mais dès que la kératite plastique s'est terminée, comme cela a lieu assez souvent, par ulcération ; lorsque plusieurs des feuillets superficiels de la cornée sont détruits, bien que la lymphe plastique soit encore recouverte par d'autres feuillets restés intacts, la scène change aussitôt.

L'instillation de notre collyre doit être faite trois fois par jour : le matin, à midi et le soir. — A son contact, l'œil éprouve un sentiment de cuisson assez vif, surtout quand on prescrit une dose élevée de chlorure de sodium. Toutefois, il résulte de nos expériences comparatives que si la douleur est un peu plus pénible avec le collyre marin qu'avec le collyre ordinaire au nitrate d'argent, elle dure, en revanche, moins longtemps.

Toutes les fois que l'ulcération cornéale est à l'état simple, nons nous bornons, pour tout traitement, à prescrire le collyre au sel marin. Quand il existe, au contraire, quelque complication particulière, mais ne constituant pas une maladie distincte de la kératite ulcéreuse, nous conseillons simultanément l'emploi de purgatifs, répétés à courts intervalles, quelquefois des frictions mercurielles autour de l'orbite; plus tard, un emplâtre derrière l'oreille. Dans ces cas, aussi, nous ajoutons à notre collyre une autre substance, telle que le camphre, le tannin, la teinture d'iode, selon les indications particulières que nous voulons remplir.

Quelques auteurs ont conseillé, lorsqu'on a affaire à un ulcère central de la cornée, et qui menace de produire la perforation de cette membrane, d'instiller dans l'œil quelques gouttes d'une solution de belladone, afin de prévenir, si la perforation a lieu, le prolapsus de l'iris. J'ai moi-même suivi, plusieurs fois, ce précepte au début de ma pratique; mais je dois ajouter que cette précaution est toujours inutile pour deux raisons péremptoires : d'abord, la perforation n'a jamais lieu avec notre médication spécifique; ensuite, la mydriase artificielle cesse toujours à l'instant où a lieu l'écoulement de l'humeur aqueuse.

Tout n'est pas encore terminé lorsqu'on a guéri une ulcération de la cornée, car il faut encore s'efforcer, dans quelques cas, de modifier l'état général du malade, de manière à prévenir le retour d'une ou de plusieurs autres ulcérations, soit du même côté, soit du côté opposé.

Ce que nous avóns dit plus haut des conditions organiques qui paraissent favoriser le développement de la kératite ulcéreuse, justifie cette seconde partie du traitement.

Toutes les fois que l'indication se présente, — et elle est fréquente chez les jeunes sujets, — nous avons soin de prescrire, après la guérison de l'ulcère, l'administration des ferrugineux, soit, par exemple, l'iodure de fer, à la dose de **0,10** par jour. Ce traitement est continué pendant six semaines à deux mois. Autant que possible, il doit être aidé d'une bonne nourriture et de soins hygiéniques convenables : exercice modéré, bon air, habitation saine, etc. Si le sujet est scrofuleux, on aura plus spécialement recours à l'huile de foie de morue.

Nous ne croyons pas nous faire illusion en affirmant, aujourd'hui, qu'à l'aide de ces modificateurs généraux nous avons été assez heureux pour prévenir un bon nombre de récidives.

§ III.

Des scarifications et des ponctions de la cornée dans les kératites plastiques.

Maître-Jan s'exprimait ainsi, il y a près d'un siècle et demi, à propos des abcès de la cornée, qui constituent plu-particulièrement l'une des formes de la kératite plastique aiguë :

« Si le pus ne se résout par l'emploi du collyre sus-indiqué, il faut venir à l'extrême remède, quand l'abcès est grand, qui est de piquer avec une lancette la cornée à l'endroit de l'abcès pour en faire sortir le pus, sans attendre qu'il se fasse jour lui-même par l'ulcération de la cornée, afin d'éviter les cruelles douleurs qu'il causerait au malade, et les autres désordres qui surviendraient par un trop long séjour du pus.» (Voy. *Traité des maladies de l'œil*, 2ᵉ édit., page 415.)

L'habile chirurgien de Méry-sur-Seine indique ensuite la manière de procéder à cettè opération plutôt délicate que difficile à exécuter : « On fixe solidement la tête du malade sur son lit, et on se sert, dit-il, d'une lancette dont on relève la pointe en abaissant le talon ; *le pus trop épais ne s'écoule que les jours suivants.* »

Quelque défectueuse que soit cette manière de faire, et bien que les indications de l'opération restent assez obscures pour le lecteur, nous avons tenu, néanmoins, à citer l'opinion d'un homme aussi compétent en pareille matière que Maître-Jan, bien qu'il y ait plus de différences encore que d'analogies entre son opération et la nôtre, que voici :

S'il s'agit d'un jeune enfant, il est tenu renversé sur les genoux d'un aide, le tronc, la tête et les jambes convenablement fixés ;

S'il s'agit d'un adulte, je préfère la position assise, les autrès conditions de fixité étant d'ailleurs remplies.

L'appareil instrumental est très simple : il se compose : 1ᵒ d'un élévateur de la paupière supérieure ; 2ᵒ de mon fixateur du globe de l'œil ; 3ᵒ de mon aiguille bicuspidée. Assez souvent, même, on peut se passer des deux premiers instruments.

L'aiguille bicuspidée, qui reste, par conséquent, l'instrument principal est des plus simples dans son exécution. Elle présente, à son extrémité libre, un fer de lance ordinaire, à convexité assez prononcée ; de cette convexité même s'élève une sorte de lamelle recourbée ou de crochet tranchant.

L'aiguille bicuspidée, telle que je l'ai fait exécuter par
M. Charrière, peut servir à pratiquer sur la cornée différentes opérations sans que l'on soit obligé de changer d'instrument. C'est même là son principal mérite. On l'utilisera
dans les circonstances suivantes :

1° Pour inciser les lamelles cornéales dans la kératite
plastique ;

2° Pour enlever par une sorte de grattage la matière
épanchée qui forme l'albugo ;

3° Pour extraire des corps étrangers fixés à la surface de
l'œil ;

4° Pour scarifier les vaisseaux profonds dans la kératite
vasculaire interstitielle ;

5° Pour mettre à découvert la papule ambulante dans la
kératite éruptive profonde.

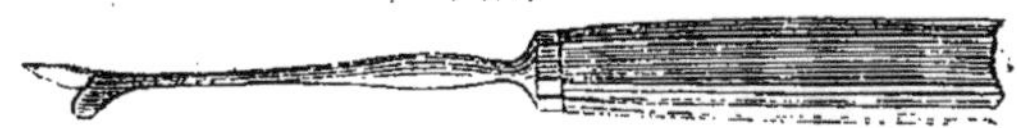

Aiguille bicuspidée. — Vue de trois-quarts.

Quoi qu'il en soit, et pour ne parler ici que du traitement chirurgical des kératites plastiques soit aiguës, soit
chroniques, je dirai que l'on procède à l'opération, avec
mon instrument, de différentes façons, selon les cas particuliers.

Premier cas. — Quand il s'agit d'un dépôt plastique superficiel, il suffit de pratiquer avec la lame recourbée ou
crochet de l'instrument une ou deux scarifications, de manière à mettre à nu le produit de sécrétion dans la plus
grande étendue possible, mais sans intéresser les lamelles
cornéales profondes. L'élimination se fait ordinairement
d'elle-même les jours suivants ; elle a même lieu très rapidement quand on a affaire à une kératite plastique aiguë.

Deuxième cas. — Lorsqu'il s'agit d'une sécrétion plastique bien circonscrite et profonde, menaçant même de passer dans la chambre antérieure de l'œil, on doit ponctionner directement la cornée, au centre de l'épanchement, avec la lame lancéolaire de l'instrument, de manière à pénétrer de part en part, c'est-à-dire jusque dans la chambre antérieure.

Je puis affirmer ici que, soit par le fait seul de l'état morbide, soit par l'étroitesse même de l'aiguille, on n'observe qu'un très faible écoulement d'humeur aqueuse sous l'influence de cette ponction.

Règle générale, dans les kératites plastiques, le produit de sécrétion, étant mal toléré par la cornée, n'a pas encore contracté d'adhérences très intimes avec ses lamelles ; il suffit donc de scarifications ou de ponctions pour provoquer son absorption ou son élimination ; ce n'est, par conséquent, que dans l'albugo, proprement dit, qu'il est nécessaire d'avoir recours à une sorte de grattage que l'on exécute parfaitement avec la lame recourbée de notre aiguille bicuspidée.

Certes, nous sommes loin d'employer, et par conséquent, de préconiser les scarifications et les ponctions de la cornée dans tous les cas de kératites plastiques aiguës ou chroniques. L'idée nous est même rarement venue de commencer par là le traitement de ces affections ; mais nous n'hésitons pas à proclamer bien haut que cette méthode est une ressource excellente dans des cas déterminés et un moyen des plus efficaces dans telle ou telle circonstance ; il est difficile de se faire une opinion aussi favorable qu'elle devrait l'être de son innocuité, de sa simplicité et de son efficacité sans l'avoir expérimentée soi-même ou l'avoir vu mettre en pratique.

Pour moi, j'ai pratiqué un assez bon nombre de fois les scarifications et les ponctions de la cornée, sans qu'il soit arrivé le moindre accident ; non seulement j'ai procédé plusieurs fois sur le même sujet, tantôt d'un côté, tantôt de l'autre, à notre opération, mais il m'est arrivé assez souvent d'agir à différentes reprises sur le même œil, et finalement d'obtenir un excellent résultat.

Le but que l'on se propose, en agissant chirurgicalement sur la cornée dans les kératites plastiques, est triple :

1° Il s'agit d'abord de guérir le malade, souvent à peu près incurable par les diverses médications préconisées jusqu'à présent ;

2° Il s'agit d'abréger considérablement la durée du traitement, qui était souvent de plusieurs mois ou même de plusieurs années ;

3° Il s'agit, enfin, de prévenir l'organisation, si je puis employer cette expression, de la lymphe plastique dans l'épaisseur de la cornée ; laquelle forme l'albugo des auteurs ; car l'albugo, joint à cet affaiblissement de la rétine, — *brachyopie*,—qui suit toujours les kératites plastiques anciennes, laisse souvent les fonctions visuelles dans l'état le plus déplorable.

Les scarifications et les ponctions de la cornée n'agissent pas seulement, comme le pensait Maître-Jan, en favorisant l'évacuation de la matière épanchée : l'état traumatique consécutif de la cornée joue encore un rôle très important, dans l'espèce, en activant la résorption de la lymphe plastique.

Le traitement que je prescris, après chaque opération, est des plus simples : il se compose de compresses d'eau fraîche sur l'œil, d'un purgatif salin à prendre le lendemain, de pédiluves sinapisés, matin et soir, et d'un régime approprié ; ce n'est que deux ou trois jours plus tard que je mets en usage un collyre au chlorure de sodium : 15 gr. pour 125 gr. d'eau distillée.

Je dis que dans un certain nombre de ces affections rebelles aux médications ordinaires il faut avoir recours soit aux scarifications, soit aux ponctions de la cornée en se servant de l'aiguille bicuspidée.

Les quelques faits suivants feront connaître tout à la fois

l'opération et ses résultats; ils ont été pris au hasard parmi un beaucoup plus grand nombre :

Ire OBS. — Audibert, seize ans et demi, sculpteur en bronze, rue Médéah, à Plaisance, a déjà été soigné par moi, il y a quelques années, pour une kératite plastique que j'ai guérie en six semaines ou deux mois sans qu'il soit resté d'opacité de la cornée. J'avais eu recours aux moyens ordinaires dont il n'est pas utile de répéter ici la formule.

Nonobstant un traitement général par l'huile de foie de morue, il y a eu dernièrement une rechute caractérisée par la formation d'un épanchement plastique arrondi et assez étendu, siégeant vers la partie moyenne et inférieure de la cornée du côté gauche; l'opacité est plutôt superficielle que profonde.

A l'aide du crochet tranchant de mon aiguille bicuspidée, je débride le feuillet cornéal superficiel qui recouvre la matière plastique ; aucun autre traitement ne fut prescrit, si ce n'est un purgatif.

Le troisième jour, le jeune homme reprenait ses travaux, toutes traces de sa maladie ayant disparu.

Je l'ai revu quelques jours après : rien à l'inspection de la cornée ne pouvait faire soupçonner que cette membrane eût été opaque dans un point quelconque et surtout que l'on ait pratiqué sur elle l'opération que je viens de faire connaître. Depuis un an, il n'y a pas eu de rechute.

Ce fait a une signification très évidente pour tout le monde : le jeune Audibert, traité une première fois, ne guérit qu'en six semaines ; traité une seconde fois, il guérit en trois jours.

IIe OBS. — Une jeune fille de sept ans, nommée Louise Depierre, 141, rue du Cherche-Midi, a mal aux yeux depuis très longtemps; l'œil droit s'est pris à l'âge de deux ans, l'œil gauche vers l'âge de trois ans; elle fut traitée sans succès par les sangsues et les vésicatoires. Je la vis vers la fin d'octobre 1854 : je la soumis à l'emploi fréquemment répété des purgatifs; je lui prescrivis l'huile de foie de morue, etc., pour combattre, à droite, une kératite plastique diffuse ; à gauche, une kératite ponctuée.

Bientôt j'ouvris avec mon aiguille bicuspidée un épanchement plastique assez étendu qui s'était formé vers la partie externe et un peu inférieure de la cornée du côté gauche ; cet épanchement était profond ; il paraissait avoir envahi toute l'épaisseur de la cornée, menaçant même de s'ouvrir dans la chambre antérieure de l'œil.

Le fer de lance de l'aiguille, présenté perpendiculairement à la surface cornéale, traversa l'opacité de part en part, c'est-à-dire jusque dans la chambre antérieure, au grand étonnement des élèves qui ne m'avaient pas encore vu pratiquer cette opération.

La résorption fut si active, à dater de cet instant, que deux ou trois jours après il n'y avait plus de traces dans ce point de la cornée de la maladie antérieure. Du côté droit, il existe encore un léger nuage central qui a nécessité un traitement ordinaire de plusieurs semaines.

IIIe **OBS.** — Mme ....., dix-neuf ans, brunisseuse sur argent, d'une constitution éminemment lymphatique, s'est d'abord adressée à moi, en 1855, pour une ulcération transparente de la cornée du côté droit. Je l'ai guérie assez rapidement par l'emploi d'un collyre au chlorure de sodium ; puis il survint une kératite ponctuée du même côté. Un épanchement plastique s'ulcéra, et guérit très vite sous l'influence du collyre précédent et des purgatifs. Néanmoins, deux épanchements plastiques situés non loin de la circonférence inférieure de la cornée et du volume d'une tête d'épingle avaient persisté ; ils étaient mal tolérés, car l'œil n'a jamais été parfaitement bien, quoique la malade ait pu reprendre ses travaux pendant six semaines environ.

Enfin, vers la fin de décembre, Mme ..... nous revint de nouveau ; c'était la troisième fois. Il existait à la partie supérieure de la cornée, du côté droit, un épanchement plastique très circonscrit et du volume d'une tête d'épingle. Déjà il avait commencé à ulcérer les lamelles superficielles de la cornée. Un autre épanchement analogue au premier se rencontrait à la partie inférieure de la même membrane. Ce dernier était moins avancé dans son évolution.

Le 29 décembre, dans le but de débarrasser d'un seul coup la cornée de ces deux épanchements plastiques devenus chroniques, je scarifiai avec la lame recourbée de mon aiguille bicuspidée les lamelles cornéales qui les recouvraient. Chose remarquable, bien que la cornée ne parût en aucune façon vascularisée, il s'écoula une petite nappe de sang après chaque incision. e prescrivis un collyre au sel marin, et des ferrugineux à l'intérieur.

Le 6 janvier 1855, l'ulcération cornéale s'est détergée ; c le est aujourd'hui parfaitement transparente ; la guérison est même très avancée. Les deux dépôts plastiques sont presque tout à fait résorbés.

Convenons cependant que, vu la chronicité de la maladie, la guérison a été ici moins prompte que dans la plupart des autres cas. Je n'ai , d'ailleurs , rapporté ce fait que pour montrer que l'on peut, en une seule séance, faire deux scarifications sur la même cornée.

IVe OBS. — M. de B...... m'a consulté , dans les premiers jours de juillet 1854, pour sa fille, âgée de vingt-deux mois, et photophobe depuis trois mois environ. Plusieurs spécialistes distingués de Paris, qu'il n'est pas utile de citer, l'ont soignée sans résultats satisfaisants. Sans doute même ils l'ont traitée sans savoir au juste à quelle affection de la cornée ils avaient affaire, puisque aucun d'eux n'a pratiqué, comme je l'ai fait, l'exploration forcée de l'appareil oculaire. Or, cette exploration m'a permis de constater l'existence d'une double kératite plastique ponctuée, mais plus aiguë et mieux développée du côté droit.

En présence des différentes mé lications parfaitement rationnelles qui avaient été prescrites jusqu'à présent sans résultats satisfaisants, je n'hésitai plus ; mon opération fut proposée et pratiquée séance tenante et des deux côtés successivement. Trois débridements (deux à droite et un à gauche) furent faits avec le crochet tranchant de notre aiguille bicuspidée. Trois jours après, la photophobie incoercible avait cessé ; les yeux s'ouvraient assez bien à une lumière modérée.

Trois mois et demi plus tard, j'ai revu cette enfant. La guérison avait été des plus rapides, et les points de la cornée soumis à l'action de l'instrument tranchant ne présentaient plus aucune trace d'opacité.

V⁰ OBS. — M...., vingt ans, agriculteur à Rosny, me fut adressé, dans la première quinzaine de mai 1845, par M. Cointreau, ancien interne en pharmacie des hôpitaux de Paris, actuellement pharmacien à Mantes. Quoique fort bien constitué et vivant dans les meilleures conditions hygiéniques, M...... fut affecté, au mois d'août dernier, d'une inflammation de l'œil droit. Sans préjuger la forme ou l'acuité de cette affection ancienne, nous constatons, toutefois, qu'il y a trois mois la phlegmasie est apparue de nouveau avec des caractères plus intenses.

Ces caractères sont ceux de la kératite plastique occupant le centre de la cornée. Non seulement l'exsudation opaque dont nous parlons masque entièrement le champ pupillaire et, de fait, abolit la vision de ce côté, mais encore sa présence même entretient un état de congestion des membranes principales de l'œil, laquelle retentit sur l'œil sain. La kératite, en un mot, tend à passer à l'état chronique.

Je revois M.... après trois semaines d'un traitement approprié que je lui avais prescrit ; son état est le même, sauf un commencement de travail ulcératif dans les lamelles superficielles de la cornée.

Le 10 juin, j'incise la cornée et mets à nu l'épanchement plastique, qui avait alors les dimensions et la forme d'une lentille ; je ne m'arrête dans cette opération que devant une espèce d'îlot, plus profondément situé et de la largeur d'une tête d'épingle ; je l'abandonne à l'absorption ou à l'élimination.

Le 16 juin, M. ..... retournait dans son pays dans un état des plus satisfaisants. L'ulcère transparent qui a succédé à l'opération guérit très rapidement, grâce à l'usage d'un collyre au chlorure de sodium.

VI⁰ OBS. — M le D⁰ Simonneau, médecin aux environs

de Joigny (Yonne), m'adressa son jardinier, atteint depuis dix ans de blépharite avec ulcération (3ᵉ degré), et consécutivement de kératite plastique chronique de l'un et de l'autre côté, mais plus grave à droite qu'à gauche. Je vis le malade pour la première fois il y a six mois environ, et lui prescrivis un traitement approprié qui est resté, je dois en convenir, sans grande efficacité.

En effet, cet homme est revenu me voir le 19 août 1855, à peu près dans le même état où il se trouvait la première fois.

Ce même jour, 19 août, je scarifiai la cornée du côté droit ; un îlot de matière plastique concrète, d'un blanc mat, situé vers la partie centrale de la cornée et affectant la forme d'un croissant, fut mis à nu et dégagé du tissu sous-jacent. L'opération fut simple, rapide, peu douloureuse, comparée surtout aux cautérisations avec le sulfate de cuivre ou aux instillations de teinture d'iode.

Le 25 septembre, la vue avait gagné beaucoup ; l'inflammation était à peu près nulle ; la guérison, par conséquent, en très bonne voie.

Je pourrais, multipliant les exemples, rapporter encore d'autres observations analogues aux précédentes ; je m'arrête néanmoins ici, car j'en ai dit assez pour établir, d'une part, combien la cornée est tolérante, surtout à sa circonférence, et accepte facilement l'action de nos instruments ; et pour faire pressentir, d'une autre part, tous les avantages que ce mode de traitement présente sur les différentes médications les plus usitées.

⸻⟡⟡⟡⟡⟡⸻

§ IV.

Du traitement des kératites chroniques.

Il y a différentes espèces de kératites chroniques qui se distinguent les unes des autres par des caractères physiques et par des lésions fonctionnelles bien tranchées ; il est d'autant plus important de les connaître en détail, que le traitement, pour être efficace, ne saurait être le même dans tous les cas.

J'admets quatre espèces principales de kératites chroniques :

1° *La kératite plastique ;*

2° *La kératite ulcéreuse ;*

3° *La kératite vasculaire superficielle ;*

4° *La kératite vasculaire interstitielle.*

Différentes espèces de kératites peuvent exister simultanément sur la même cornée. Cette réunion de plusieurs maladies est assez fréquente ; c'est ainsi que la kératite ulcéreuse se trouve très souvent associée à la kératite vasculaire.

A. *Kératite plastique.*

La kératite plastique devenue chronique est caractérisée par des dépôts de lymphe plastique disséminés çà et là , formant comme des espèces d'îlots, dans l'épaisseur même de la cornée. Il en résulte autant de points blancs qui tranchent par leur aspect avec la coloration plus ou moins normale de la cornée : de là le nom de *kératite plastique ponctuée*, qui lui a été donné par différents auteurs.

La kératite plastique chronique existe surtout chez les adolescents et les adultes ; elle débute ordinairement d'emblée avec ses caractères propres ; ses récidives sont fréquentes et nombreuses ; la photophobie est ici peu prononcée.

L'affection qui nous occupe tient, selon moi, le milieu, par rapport à l'état de la cornée, entre la kératite plastique aiguë et l'albugo, en ce sens que le produit de sécrétion n'est pas toléré dans la kératite plastique aiguë, tandis qu'il l'est beaucoup moins mal dans la kératite plastique chronique, et qu'il l'est complétement dans les épanchements plastiques anciens qui constituent l'albugo.

Or, il est un moyen d'apprécier cette tolérance dont nous venons de parler, c'est de constater le degré de photophobie qui existe et l'état d'injection des différents tissus de l'œil.

Pour guérir la kératite plastique chronique, il faut, non pas s'efforcer d'éteindre ce qui reste de la vitalité exagérée de la cornée, — car alors les dépôts plastiques finiraient par s'organiser et devenir de véritables albugos, — mais, au contraire, exagérer momentanément l'état anormal de la cornée, de telle sorte que cette membrane surexcitée, comme elle est dans la kératite plastique aiguë, soit également apte à résorber le produit épanché.

Voici la formule excessivement simple du traitement que j'emploie en pareil cas depuis plusieurs années, et avec les meilleurs résultats :

1° Je prescris d'abord l'instillation, une fois par jour, dans l'œil malade, d'un mélange, à parties égales, d'eau et de teinture d'iode ; mélange que l'on opère à chaque instillation pour éviter la décomposition de l'iode dans l'eau.

En général, après quelques jours de l'usage de ce collyre, il est survenu une réaction assez prononcée, un état subaigu assez accentué pour qu'il en résulte une résorption assez notable des dépôts plastiques et un éclaircissement très sensible de la cornée.

2° Plus tard, pour activer et compléter la guérison, je prescris des instillations de teinture d'iode pure de la même manière que les instillations de teinture d'iode étendue d'eau.

Ces deux collyres continués le temps nécessaire, suspendus, puis repris, selon les indications qui peuvent se présenter, sont ordinairement suffisants pour achever la guérison.

3° J'ai eu également recours à d'autres collyres dont voici les formules :

   A. Eau distillée. . . . . 10 gr.
       Nitrate d'argent . . . . · 1 gr.

   B. Eau distillée . . . . 10 gr.
       Teinture de cantharides . . . . . 1 gr.
       Sem. de coings pour tenir en susp. q. s.

   C. Essence de térébenthine. . . . . 10 gr.
       Alcool camphré. . . . . · 5 gr.
       Créosote . . . . 1 gr.

   D. Essence de térébenthine . . . . . 10 gr.
       Huile de cade . . . . 2 gr.

Ce sont là des moyens qu'il faut tenir en réserve pour le cas où la maladie paraîtrait plus rebelle, mais que l'on aura rarement l'occasion d'utiliser, si l'on se sert convenablement de la teinture d'iode, d'après les règles posées plus haut.

4° En même temps qu'on laisse agir ce traitement modificateur de la cornée, on pourra retirer quelque avantage de l'application d'un emplâtre de Janin, soit derrière l'oreille, soit entre l'œil et l'oreille. Cet emplâtre, dont j'ai modifié la composition, sera laissé en place pendant huit à dix jours.

5° Enfin quelques purgatifs, administrés de temps en temps, seront encore très utiles pour activer la résolution de la lymphe plastique qui obscurcit la cornée.

B. *Kératite ulcéreuse.*

La kératite ulcéreuse devenue chronique est caractérisée par l'existence d'ulcérations transparentes ou opaques à la surface de la cornée, et n'ayant guère de tendance à guérir, soit à l'aide d'une cicatrice diaphane, soit au moyen d'une cicatrice opaque.

Des deux espèces d'ulcérations dont nous venons de parler, les ulcérations transparentes sont celles qui ont le plus de tendance à passer à l'état chronique.

La kératite ulcéreuse peut être d'emblée empreinte de chronicité, si je puis m'exprimer ainsi, comme cela a lieu quand elle survient sur des sujets très affaiblis et d'une constitution profondément détériorée.

Mais le plus souvent elle est consécutive à une kératite ulcéreuse aiguë qui a été négligée ou traitée d'une manière peu rationnelle. — Dans ce dernier cas, il n'est pas rare de voir la kératite ulcéreuse compliquée d'une kératite vasculaire, soit superficielle, soit interstitielle.

Le traitement véritablement spécifique de la kératite ulcéreuse aiguë échoue assez souvent dans la kératite ulcéreuse chronique, s'il est employé tout d'abord.

Pour rendre efficace cette médication, il importe, au préalable, de modifier la vitalité de l'ulcération, de manière à la faire passer, en réalité, de l'état chronique à l'état aigu.

Il suffit pour obtenir ce résultat de prescrire un collyre à la teinture d'iode, ou même l'un des collyres formulés plus haut, à propos de la kératite plastique chronique. — Je donne cependant plus volontiers la préférence au collyre suivant :

Eau distillée. . . . . 10 gr.
Sublimé corrosif. 0,05

Quand l'inflammation artificielle que l'on a provoquée est en grande partie dissipée, on prescrit le collyre au sel marin, d'après la formule indiquée plus haut. (Voy. p. 37.)

Pendant l'emploi de cette médication, on aura encore recours à l'usage du collyre à la teinture d'iode ou au sublimé, toutes les fois que le travail de réparation de l'ulcère paraîtra languir ou marcher trop lentement.

Chaque instillation d'un collyre substitutif est alors comme un coup de fouet donné à la cornée pour mettre en jeu sa vitalité languissante, ou plutôt pour ajouter à sa vitalité insuffisante.

C. *Kératite vasculaire superficielle.*

La kératite vasculaire superficielle devenue chronique est caractérisée par l'existence de vaisseaux développés à la surface de la cornée, et, en quelque sorte, dans l'épaisseur même du feuillet conjonctival si ténu qui tapisse sa face antérieure.

Même dans les cas où cette affection est le résultat d'une cause toute locale, comme la présence d'un corps étranger ou l'existence de granulations sur la paupière supérieure, elle ne disparaît pas avec la cause qui l'a produite, car les vaisseaux ont désormais acquis droit de domicile sur la cornée, et, pour les faire disparaître, il faut les attaquer directement par une opération.

Or, des différentes méthodes mises en usage pour provoquer l'atrophie des vaisseaux qui rampent à la surface de la cornée, telles que : l'excision de la conjonctive extra-cornéale, la cautérisation de cette même conjonctive avec le nitrate d'argent, la scarification des troncs vasculaires sur place, c'est-à-dire sur la cornée elle-même et vers sa circonférence, la dernière est évidemment celle qu'il faut préférer, comme étant, de beaucoup, la plus simple et de beaucoup, surtout, la plus efficace.

Qu'il s'agisse d'une kératite vasculaire superficielle simple ou d'une kératite vasculaire compliquée soit de kératite ulcéreuse, soit de kératite plastique ponctuée, les indications sont les mêmes par rapport à la scarification des vaisseaux. Seulement il reste ensuite à agir contre telle ou telle de ces affections incidentes, d'après les règles établies plus haut.

Rien n'est plus facile, dans l'espèce, que la scarification des vaisseaux de la cornée ; on procédera à cette opération d'après des manœuvres analogues à celles décrites plus loin à propos de la kératite vasculaire interstitielle. (*Voy. p.* 55.)

Ire OBS. — M. Pothier, trente-deux ans, professeur de français, 47, rue Montmartre, a eu à quinze ans une première affection oculaire ; à trente ans, c'est-à-dire il y a deux ans, survint une rechute qui a duré six semaines et pendant laquelle les deux yeux ont été successivement atteints.

Une troisième rechute, plus grave que la précédente, a eu lieu il y a deux mois, également des deux yeux.

Lorsque le malade, faible et débilité, s'est présenté à moi, dans les premiers jours de février 1854, il existait à droite une ulcération transparente de la cornée, occupant la partie externe et inférieure de la cornée ; une large ulcération, également transparente, avait envahi la partie centrale de la cornée du côté gauche. Un paquet de vaisseaux très déliés entourait cette dernière ulcération ; les vaisseaux se terminaient à la circonférence de la cornée par deux troncs, dont l'un se continuait avec les vaisseaux de la conjonctive, tandis que l'autre, placé au-dessus, s'enfonçait tout-à-coup dans la sclérotique, pour s'aboucher avec les vaisseaux ciliaires. Il y avait une photophobie assez intense.

Une excision partielle de la conjonctive, comprenant le tronc vasculaire superficiel dont nous avons parlé, fut pratiquée d'après les règles ordinaires. Je prescrivis l'iodure de potassium à titre de modificateur général de l'économie, et mon collyre au sel marin pour les ulcérations cornéales.

Les vaisseaux de la cornée ne parurent pas sensiblement modifiés par l'excision de la conjonctive : ce qui s'explique assez bien dans l'espèce par l'existence de la racine profonde qui persiste à les alimenter.

Je me décidai alors à pratiquer la scarification directe des vaisseaux sur la cornée elle-même avec une simple aiguille à cataracte, dont j'utilisai l'un des bords tranchants pour couper, en dédolant, les troncs vasculaires principaux situés vers la circonférence de cette membrane. Trois scarifications furent faites, à quelques jours d'intervalle, et de manière à ouvrir les vaisseaux dans la plus grande étendue possible, c'est-à-dire en dirigeant le fer de lance parallèlement à leur direction. Aucune réaction n'est survenue ; les vaisseaux atrophiés ont laissé l'ulcération marcher graduellement vers la réparation ; et la réparation a eu lieu au moyen d'une cicatrice transparente. La vue a été rétablie des deux côtés, après un traitement local de six semaines environ.

D. *Kératite vasculaire interstitielle.*

La kératite vasculaire interstitielle est caractérisée par l'existence de vaisseaux développés dans l'épaisseur même de la cornée; ces vaisseaux peuvent exister seuls ou bien se rencontrer avec des dépôts plastiques, des ulcérations chroniques, qui eux-mêmes réclameront un traitement particulier. Mais, dans tous les cas, il faut faire disparaître ces vaisseaux en provoquant leur oblitération, si l'on veut rendre à la cornée d'abord sa vitalité normale, puis sa transparence physiologique.

Voici l'opération que j'ai imaginée, il y a plusieurs années , pour guérir la kératite vasculaire interstitielle *(voy. Bullet. de l'Académie de Médecine*, **1851**, *séance du* **28** *janvier)* :

Le malade et l'appareil oculo-palpébral étant disposés comme s'il s'agissait d'une opération de cataracte, j'attaque avec mon aiguille bicuspidée (*voy.* p. 41) la cornée dans le point correspondant au tronc vasculaire qu'il s'agit d'oblitérer ; le fer de lance est dirigé obliquement par rapport à la surface cornéale ; il sert à la fois à ponctionner légèrement par son extrémité et à couper par l'un de ses bords tranchants ; à l'aide d'une sorte de grattage, lentement exécuté, j'arrive ainsi à creuser une espèce de sillon parallèle au vaisseau et placé au-dessous de lui. Le vaisseau mis à nu est ainsi ouvert dans l'étendue d'une ligne au moins. L'ouverture du vaisseau devient très appréciable, grâce à l'écoulement de sang qui s'épanche à la surface de la cornée.

Cette petite hémorrhagie serait même suffisante pour arrêter le chirurgien dans ses manœuvres, si un aide, armé d'une seringue d'Anel, n'était pas là pour diriger un jet d'eau sur le globe oculaire.

Lorsqu'un tronc vasculaire a été ainsi ouvert, on passe à un second et même à un troisième, s'il y a lieu.

IIe obs. — Le 5 juin 1851, le Dr Body, médecin, à Champeaux (Seine-et-Marne), m'adressa l'un de ses malades, âgé de cinquante-deux ans, atteint d'une kératite vasculaire interstitielle. Cette affection chronique avait succédé à une iridokératite aiguë des plus intenses. Quatre troncs principaux partant de la circonférence de la cornée alimentaient le réseau vasculaire qui existait dans l'épaisseur même de cette membrane. La scarification indiquée plus haut fut pratiquée successivement sur chacun de ces vaisseaux ; j'ai même été obligé de répéter plusieurs fois la même opération sur le même vaisseau. Le traitement a duré un mois, et le malade était en bonne voie de guérison lorsqu'il a quitté Paris. Je l'ai revu, il y a quelques jours, c'est-à-dire sept mois environ après l'opération ; les vaisseaux oblitérés ont disparu d'une manière complète ; la cornée a repris sa transparence normale. Tous les accidents qui accompagnaient la kératite vasculaire interstitielle ont disparu avec elle.

S'il est parfois assez difficile d'obtenir l'occlusion des vaisseaux anormaux de la cornée, on conçoit pourquoi je pratique la scarification de ces vaisseaux, non pas transversalement, ce qui serait beaucoup plus facile, mais parallèlement à leur direction : c'est dans le but de les ouvrir dans la plus grande étendue possible, afin que leur oblitération soit plus sûrement et plus rapidement obtenue.

HÉMORRHAGIES

INTRA

OCULAIRES.

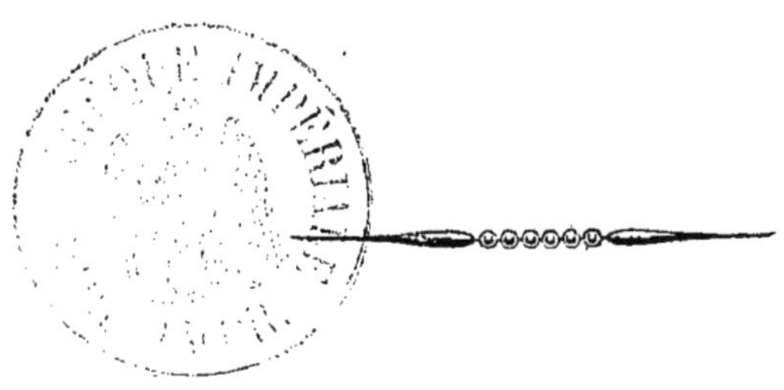

Le travail que l'on va lire pourra paraître surchargé de divisions et par trop riche de détails ; cependant, si les divisions sont bonnes et les détails utiles, l'auteur n'aura qu'à se féliciter de l'avoir entrepris.

En effet, je n'ai trouvé nulle part, pas même ébauchée, l'histoire, pourtant si intéressante à connaître, des épanchements sanguins dans l'intérieur de l'œil.

L'hypohæma, comme beaucoup d'autres hémorrhagies, peut reconnaître des causes multiples et tout à fait dissemblables ; or, dans la pratique en général, et ici en particulier, la connaissance étiologique de la maladie joue le principal rôle dans l'indication des moyens thérapeutiques qu'il faut mettre en usage. Pour se déterminer en connaissance de cause à prescrire telle chose ou telle autre, ou même à ne rien prescrire du tout, n'est-il pas indispensable de connaître toutes les espèces d'hémorrhagies intrà-oculaires qui sont susceptibles de se développer ?

Si vous ignorez, par exemple, que l'iritis au premier degré *(V.* p. 66) est susceptible de donner naissance à un hypohæma, vous pouvez très facilement laisser la maladie faire des progrès et passer au 2e degré, ce qui est un état bien plus grave. Par contre, si vous ne savez pas qu'une rupture vasculaire spontanée est susceptible de produire un épanchement de sang dans la chambre antérieure, vous pourrez croire au développement d'une iritis, et formuler un traitement pour le moins intempestif. Il y a donc des minuties qu'il ne faut jamais dédaigner ; j'ai vu commettre beaucoup trop de méprises de cette espèce pour ne pas recommander aux praticiens la lecture attentive de quelques-uns des faits que j'ai consignés à dessein dans ce mémoire.

On peut réunir dans la même description les épanchements sanguins qui ont leur point de départ dans la chambre antérieure et dans la chambre postérieure de l'œil, car la communication qui existe entre elles, au moyen |de la pupille, rend, pour ainsi dire, ces deux cavités solidaires l'une de l'autre.

Mauchart a donné le nom d'*hypohœma* à l'épanchement de sang spécialement limité à la chambre antérieure, et ce nom est maintenant adopté d'une manière générale.

Le sang qui arrive dans les chambres de l'œil se mélange un instant avec l'humeur aqueuse qu'elles renferment à l'état normal. Mais, par sa pesanteur spécifique plus grande, le sang tend à gagner les parties déclives de la cavité qui le contient, affectant ainsi, comme l'hypopyon, une forme semi-lunaire ; ce caractère manque évidemment lorsque l'épanchement sanguin occupe la tota-

lité de l'espace compris entre la cornée et la capsule anté
rieure du cristallin.

L'observation nous a démontré que le sang, mis en contact avec l'humeur aqueuse, ne se comporte pas toujours de la même manière: ou il reste à l'état fluide, ou
bien il se coagule.

Il est facile de distinguer, l'un de l'autre, ces deux états,
aux caractères suivants : le sang resté fluide se déplace
dans l'œil, en suivant les mouvements imprimés à la tête,
tandis que ce déplacement ne saurait avoir lieu lorsque le
sang est coagulé. Dans le premier cas, le niveau de l'é-
panchement est toujours rectiligne, tandis que, dans le
second, le coagulum offre toujours une forme irrégulière,
surtout après un certain temps, et lorsqu'il a déjà diminué
d'étendue par la résorption.

En n'observant que superficiellement les faits, on peut
se tromper à propos de la gravité de l'hypohæma, laquelle
varie beaucoup. Ou l'épanchement sanguin disparaît en
quelques jours et sous l'influence des moyens les plus
simples, parfois même en l'absence de tout traitement; ou
bien il reste en quelque sorte indéfiniment stationnaire,
fait des progrès qui coïncident avec une aggravation des
symptômes préexistants.

On se rend compte de ces différences en étudiant les
conditions organiques de l'œil, qui est devenu le siége
d'un épanchement sanguin. Si le globe oculaire est à l'état
normal, abstraction faite de l'hypohæma, le sang épanché
est résorbé d'une manière très rapide. Si l'œil, au contraire,
est le siége de douleurs assez aiguës, de congestions plus
ou moins actives, d'inflammations, etc., on voit le fluide
épanché persister en quelque sorte indéfiniment, c'est-à-
dire jusqu'à ce qu'on ait triomphé de ces différents accidents.

Considéré en lui-même, l'hypohæma ne produit pas de
lésions fonctionnelles très graves. A l'instant où a lieu

l'épanchement sanguin, quelques malades accusent seulement un sentiment de tension qui s'explique par la surabondance des fluides qui distendent les membranes de l'œil, mais l'absorption a bientôt rétabli l'équilibre, et la douleur disparaît.

La présence du sang amène parfois un certain rétrécissement de la pupille et la dilatation de quelques vaisseaux de la conjonctive ou de la sclérotique; une légère sensibilité de l'œil à la lumière doit être également notée. On a prétendu que les malades atteints d'hypohæma voyaient les objets colorés en rouge quand l'épanchement était assez considérable pour obstruer l'ouverture pupillaire. La vérité est qu'ils n'y voient pas du tout; la lumière seule est parfois perçue avec une légère teinte violacée.

Il nous reste maintenant à faire l'étiologie de l'hypohæma. Cette étude, toujours si obscure d'une manière générale, doit se borner, pour nous, à indiquer les circonstances au milieu desquelles l'épanchement sanguin s'est développé. Nous espérons, en faisant mieux comprendre le mécanisme de sa production dans un certain nombre de cas, jeter quelque jour sur cette question de pathologie. Cette origine de la maladie une fois connue devra servir de guide pour le traitement qu'il convient de lui appliquer.

Nous divisons de la manière suivante les épanchements de sang dans la chambre antéro-postérieure de l'œil :

1° *Hypohæma idiopathique ;*
2° *Hypohæma traumatique ;*
3° *Hypohæma phlegmasique ;*
4° *Hypohæma par ulcération de l'iris ;*
5° *Hypohæma par rupture vasculaire spontanée ;*
6° *Hypohæma symptomatique d'une lésion organique.*

Cette classification n'est pas faite par nous, pour ainsi dire; elle nous est imposée par les faits que nous avons recueillis. Nous savons bien qu'elle est critiquable au premier chef; car l'hypohæma traumatique est en définitive de même nature que l'hypohœma par rupture vasculaire spontanée. Nous la maintenons cependant telle qu'elle est, parce que nous avons eu pour but, dans ce travail, de faire bien ressortir les conditions diverses au milieu desquelles l'hypohæma peut se développer.

1° Hypohæma idiopathique.

Je n'entends pas décrire sous ce nom un épanchement de sang survenant spontanément dans l'œil sous l'influence d'une modification générale des fluides de l'économie, comme cela peut avoir lieu dans l'affection scorbutique ou bien sous l'influence de la maladie appelée *purpura hemorrhagica*. L'hypohæma, dans ce dernier cas, n'est plus à proprement parler une maladie; ce n'est qu'un symptôme très minime d'une affection qu'il nous suffit de signaler en passant.

Par hypohæma idiopathique, je me borne à désigner tout épanchement sanguin développé au milieu des conditions ordinaires de la santé, et survenu sans cause appréciable. C'est assez dire que j'élague encore de notre cadre un épanchement sanguin survenu dans la chambre antéro-postérieure, et qui pourrait être rapporté à une sorte de déviation menstruelle.

Ainsi limitée, cette variété d'hypohæma, que nous appelons idiopathique ou essentiel, se rencontre très rarement dans la pratique.

Ire OBS. — *Hémorrhagie spontanée de la chambre antérieure de l'œil.*

En novembre 1843, une femme de soixante-cinq ans, d'une bonne santé habituelle, d'une constitution sèche et n'offrant aucune trace d'affection générale, telle que le scorbut ou le *purpura hemorrhagica*, se présenta à la consultation de l'hôpital Necker. Elle se plaignait d'éprouver, depuis deux jours, dans l'œil droit, un sentiment de gêne plutôt qu'une véritable douleur. J'interrogeai cette malade avec le plus grand soin, dans le but de découvrir la cause de son affection. Or, elle m'affirma toujours qu'elle ne savait à quoi attribuer sa maladie, n'ayant reçu aucun coup sur l'œil, et ne s'étant exposée ni à l'action d'un courant d'air froid, ni à l'influence d'une travail insolite des yeux.

M. Lenoir admit cette femme dans les salles de chirurgie, plutôt en raison de la rareté du fait que de l'importance de la maladie. Je ne constatai d'abord aucunes traces de contusion soit de l'œil, soit de ses annexes ; l'œil était d'ailleurs à l'état normal dans ses différents tissus ; il existait seulement un épanchement sanguin occupant le tiers inférieur de la chambre antérieure de l'œil. Ce sang épanché était fluide et susceptible de déplacement ; la pupille était nette, l'iris à l'état normal, la vision conservée ; il n'y avait pas d'injection de la conjonctive ; la malade n'accusait aucune sensibilité extra-normale de cet œil à la lumière.

Pour tout traitement, on prescrivit un purgatif. L'épanchement sanguin se résorba peu à peu, et, douze jours après son entrée, la malade put sortir parfaitement guérie de l'hôpital.

L'hémorrhagie spontanée de la chambre antéro-postérieur de l'œil n'a rien d'insolite si on la rapproche des autres épanchements sanguins qui surviennent également d'une manière spontanée dans diverses cavités séreuses de l'économie, car la chambre antéro-postérieure de l'œil est en effet tapissée par une membrane séreuse. Sous ce rapport donc, il y a un rapprochement à faire entre l'hypohæma spontané et l'hémorrhagie spontanée de l'arachnoïde, du péritoine, de la tunique vaginale. Ajouterai-je que, dans l'hypohæma, la source qui alimente l'hémorrhagie n'est autre que la trame vasculaire de l'iris ? Et j'avoue ne pas me rendre compte d'une observation publiée par H. Taylor

(v. *Gaz. méd.*, 1846), ayant trait à un hypohæma dont la cornée, restée normale, aurait fait tous les frais.

2° Hypohæma traumatique.

L'épanchement de sang dans la chambre antéro-postérieure de l'œil par cause traumatique est lié d'une manière intime à l'histoire des blessures du globe oculaire; à lui seul, il est plus fréquent que toutes les variétés réunies de l'hypohæma. Il peut être produit par une simple contusion de l'œil aussi bien que par un instrument piquant, tranchant ou contondant.

La source de l'hémorrhagie varie selon les différents cas : celle-ci peut provenir des vaisseaux de l'iris, des artères ciliaires, des procès ciliaires, etc. J'ajouterai même que, dans le cas tout à fait exceptionnel où la cause vulnérante aurait agi sur un œil atteint de kératite vasculaire, de l'espèce que j'ai appelée kératite vasculaire interstitielle, l'hémorrhagie pourrait avoir son point de départ dans la cornée. Cette remarque me conduit naturellement à faire observer que, dans les cas ordinaires, l'épanchement sanguin qui nous occupe ne provient pas de la cornée.

L'hypohæma traumatique survient encore sous l'influence d'une opération chirurgicale pratiquée sur l'œil : ainsi, pendant l'opération de la cataracte, lorsque le chirurgien, malheureux ou malhabile, a blessé l'iris, intéressé les procès ciliaires, incisé le cercle ciliaire, etc., on le rencontre à peu près constamment dans l'opération de la pupille artificielle, et ici aucun chirurgien ne peut l'éviter; c'est un accident inhérent à l'opération elle-même, et je me hâte d'ajouter que cet accident est sans gravité aucune.

L'hypohæma est fâcheux dans le cas particulier, en ce sens qu'il empêche l'opérateur de constater, de suite, l'état de parties profondes de l'œil; mais je suis fort heureusement parvenu à lever cette difficulté, en appliquant à la pupille

artificielle le moyen que Forlenze employait pour débarrasser l'œil des débris de cataracte, dans l'extraction ; je
veux parler des injections d'eau tiède dans la chambre antérieure faites avec une seringue d'Anel.

Quoi qu'il en soit, l'hypohæma traumatique n'est rien
par lui-même ; le chirurgien ne doit donc se préoccuper que
de l'action produite sur les divers tissus de l'œil par la cause
vulnérante. C'est une chose très remarquable que l'innocuité complète de la plupart des lésions de l'iris, la piqûre
exceptée. J'ai vu des sections, des déchirures, des contusions de cette membrane ne donner lieu à aucun accident
phlegmasique. Il serait trop long de relater ici tous les
faits que j'ai recueillis sur ce sujet qui s'éloigne d'ailleurs
de celui que nous traitons ici d'une manière spéciale.

Je me bornerai seulement à rapporter une observation
qui servira à prouver que le décollement de l'iris, que l'on
considère généralement comme assez grave lorsqu'on le
pratique chirurgicalement pour établir une pupille artificielle, est quelquefois sans gravité aucune, quand il est le
résultat d'un accident.

IIe OBS. —*Hypohæma traumatique produit par le décollement
de l'iris, dans trois points différents de sa circonférence.*

Le 15 mai 1842, un ouvrier des carrières vint nous consulter à
l'hôpital Necker pour un éclat de mine qui venait, disait-il, de
lui crever l'œil. J'étais de service à l'hôpital et je l'admis aussitôt. Je constatai que les paupières de l'œil était ecchymosées ;
la cornée ne paraissait offrir ni solution de continuité ni contusion. La sclérotique était à l'état normal, la chambre antérieure
de l'œil se trouvait pleine de sang. Le malade avait encore
conscience de la lumière, mais il ne distinguait en aucune façon
les objets. La douleur était médiocre, et consistait en un sentiment de distension assez prononcé du globe oculaire.

Le sujet était jeune, vigoureux ; je craignais des désordres sérieux dans les parties profondes de l'œil, et, pour éviter une réaction inflammatoire trop intense, je prescrivis une large saignée, un purgatif et l'application en permanence d'une vessie remplie de glace sur la région orbitaire.

Le 20 mai, cinquième jour de l'accident, il n'y avait plus de traces de l'hypohæma ; et alors je remarquai que l'iris était séparé du cercle ciliaire du côté interne, du côté supérieur et du côté externe et un peu inférieur. Il résultait de cette lésion singulière trois pupilles artificielles également susceptibles de fonctionner, comme la pupille naturelle qui était conservée et constituait au malade une quatrième pupille. Aucune autre lésion n'existait soit dans les humeurs, soit dans les membranes. Le malade n'éprouvait ni douleurs, ni photophobie. L'œil avait sa direction normale ; mais il existait de la dyplopie.

Cette dyplopie a fini par disparaître avant la sortie du malade de nos salles.

2° Hypohæma phlegmasique.

« Quelquefois, dans l'iritis séreuse, dit d'Ammon, du sang s'échappe sous la forme de petits points rouges isolés , et rougit l'humeur aqueuse; la partie colorante du sang s'amasse au bord inférieur de la chambre antérieure. » (*Mémoire sur l'iritis séreuse. Ann. de la chir. franç.* 1844.)

Déjà, Lawrence avait signalé ce fait dans le passage suivant : « Dans l'iritis très aiguë, dit-il, il peut y avoir hémorrhagie; le sang se mélange alors avec les différentes matières épanchées. Cette hémorrhagie peut même survenir sans que l'inflammation soit trop violente, et c'est ce que j'ai observé plusieurs fois. » (Lawrence, *Traité prat. des malad. des yeux*, p. 236.)

Il importe beaucoup au clinicien de savoir que l'hypohæma peut être, dans quelques cas, un symptôme initial de l'inflammation de l'iris, parce qu'on a d'autant plus de chances de guérir l'iritis que le traitement approprié est prescrit à une époque plus rapprochée du début de la maladie.

Voici une observation qui servira à démontrer que le premier degré de l'inflammation de l'iris peut être caractérisé par une exhalation sanguine. On pourrait lui donner le nom d'*iritis hémorrhagique*. Les cas de ce genre sont d'ailleurs très rares.

IIIe OBS. — *Hypohæma développé à la suite d'une iritis consécutive elle-même à une double opération : celle de la pupille artificielle et celle de la cataracte.*

En me bornant à prendre dans cette observation, si intéressante sous plusieurs rapports, ce qui a trait à notre sujet, je dirai qu'après avoir pratiqué à Mme David, âgée de cinquante ans, une pupille artificielle qui avait parfaitement réussi comme opération, je fus dans la nécessité d'opérer, vingt-six jours après, une cataracte lenticulaire molle qui masquait l'ouverture pupillaire de nouvelle formation, et qui rendait, ainsi, à peu près nulle l'heureuse tentative de guérison que nous venions de faire.

Le 30 juillet 1846, je divisai avec l'aiguille la lentille opaque et laissai sur place les fragments de la cataracte, lesquelles devaient disparaître par absorption.

Pendant les premiers jours qui suivirent l'opération, la malade alla très bien ; mais le 12 août, à la suite d'un léger écart de régime, il survint, à l'œil opéré, de la rougeur, de la douleur, du larmoiement. En même temps, il existait, spécialement la nuit, des douleurs péri-orbitaires assez vives. A l'inspection directe, il me fut aisé de reconnaître une iritis.

La pupille artificielle, il est vrai, n'était pas rétrécie, et cela se comprend dans le cas particulier ; mais l'iris était rouge, vascularisé d'une manière sensible dans plusieurs points. De plus, je constatai un phénomène insolite : de la face antérieure de l'iris, on voyait transsuder comme une rosée sanguine formant, çà et là, des gouttelettes encore adhérentes au tissu de l'iris. A la partie inférieure de la chambre antérieure, existait une petite collection sanguine de quatre à cinq millimètres de hauteur. —Antiphlogistiques et purgatif, calomel et opium.

Le lendemain, 13 août, l'épanchement sanguin n'avait plus sa coloration normale.

Le 14 et 15 surtout, il s'est formé dans la chambre antérieure un épanchement de pus qui, mélangé au liquide sanguin, donnait un aspect gris-sale au produit mixte qui occupait la moitié inférieure de la chambre antérieure, et gagnait déjà la partie inférieure de la nouvelle pupille, qui conservait toujours son étendue primitive.

Enfin, le 16 août, l'hypopyon prédominait décidément; il n'y avait plus de traces d'épanchement sanguin. Le pus était d'un blanc mat ordinaire. Heureusement, la résorption fut assez rapide, grâce à la salivation qui survint fort à propos, comme je l'avais espéré.

Cette observation servira à faire mieux comprendre les faits analogues, mais qui sont plus compliqués. Ici, en effet, l'iris a été examiné avec le plus grand soin, et j'ai pu, à l'aide de l'inspection directe, reconnaître les caractères propres à la phlegmasie de cette membrane. Cette ressource n'est pas toujours à la disposition du chirurgien; car, lorsque l'hémorrhagie occupe toute l'étendue de la chambre antérieure, le diagnostic ne peut être établi que sur l'ensemble des symptômes généraux et locaux. J'ai recueilli trois autres faits de ce genre à l'hôpital de la Pitié. Je les passe sous silence, parce qu'ils n'ajouteraient rien à ce qu'il vient d'être dénoncé.

4° Hypohæma par rupture vasculaire spontanée.

Un auteur allemand, d'Ammon, dit avoir observé le décollement de la grande circonférence de l'iris sous l'influence d'une contraction très énergique de la pupille dans l'iritis chronique compliquée de staphylome de la cornée. En admettant ce fait, qui n'a rien d'ailleurs d'extraordinaire en lui-même, on comprend la possibilité d'un hypohæma par rupture vasculaire spontanée.

Toutefois, les faits sur lesquels nous voulons fixer l'attention diffèrent un peu du précédent que nous n'avons pas encore rencontré dans notre pratique.

Il s'agit, dans les deux observations suivantes, d'une rupture vasculaire spontanée survenue dans des conditions toutes particulières. Dans un cas, l'iris adhérait à la cornée ; cette adhérence est détruite un jour , par l'action de la belladone. Pendant que la séparation s'opère, un vaisseau de l'iris est déchiré; l'hypohæma survient. Dans un autre cas, c'est en arrière que l'iris est fixé. Cette union anormale est encore rompue par le même moyen; et, par suite aussi d'une rupture vasculaire de l'iris, un épanchement sanguin apparaît dans la chambre antéro-postérieure.

Nous n'avons pu constater d'une manière certaine la lésion de l'iris; l'esprit seul la conçoit et l'explique. Nous ne nions pas, néanmoins que, dans quelques cas plus ou moins analogues à ceux-ci , l'hémorrhagie ne puisse avoir pour origine la rupture de vaisseaux de nouvelle formation servant d'intermédiaire et de moyen d'union entre l'iris et la partie à laquelle il est devenu adhérent.

IVe OBS. — *Hypohœma précédé d'une kératite plastique terminée par ulcération et perforation de la cornée, avec synéchie antérieure; rupture spontanée d'un vaisseau de l'iris, coïncidant avec la disparition de la synéchie.*

Le 15 août 1849 , le Dr Nélaton m'adressa M. Cadiot, âgé de quatre-vingt-deux ans, rue Godot-de-Mauroy, n° 6. Ce malade, à la suite d'un érysipèle de la tête, qui a débuté il y a cinq mois, avait eu une affection des yeux. Après avoir été soigné assez longtemps par **M**. Cruveilhier, il était allé passer la belle saison à sa campagne, à Soisy-sous-Étiolles. C'est là que je le vis pour la première fois avec son médecin ordinaire, le Dr Froydefond.

A gauche, il existait seulement un ectropion de la paupière supérieure, par hypertrophie de la conjonctive. A droite, je constatai, à la partie centrale de la cornée, un léger épanchement de lymphe plastique; un peu plus haut, il existait un leucoma peu étendu et qui avait même passé jusque-là inaperçu. Cette cicatrice cornéale adhérait par sa partie postérieure à l'iris projetée en avant; elle n'était autre chose que le résultat d'une perforation de la cornée. La chambre antérieure n'existait plus dans sa partie supérieure : la pupille était assez notablement rétrécie et très déformée; la capsule antérieure du cristallin avait une teinte nébuleuse. Cet œil, un peu sensible à la lumière, légèrement injecté dans les diverses tuniques extérieures, était impropre à la vision, car le malade ne pouvait pas distinguer ses doigts lorsque l'œil gauche était fermé. Outre un traitement approprié à cette affection complexe, je conseillai d'instiller deux ou trois fois par jour dans l'œil droit un collyre belladoné, dans le but d'opérer une dilatation forcée de la pupille, laquelle pouvait avoir pour résultat, si l'union de l'iris à la cornée n'était pas trop ancienne, chose qu'on ignorait, de rompre les adhérences anormales de l'iris.

Le 16 octobre, M. Cadiot, de retour à Paris, me fit mander. Depuis deux jours, l'œil droit, qui avait été de mieux en mieux, jusque-là, était un peu douloureux et impressionnable à la lumière. L'examen me fit bientôt reconnaître un épanchement sanguin occupant le tiers inférieur de la chambre antérieure et arrivant jusqu'au bord libre de la petite circonférence de l'iris ; la pupille était dilatée à peu près au degré normal, sa forme presque régulièrement arrondie. Sous l'influence de la belladone, l'iris s'était séparé de la cornée pour reprendre sa place normale; la chambre antérieure de l'œil était donc reconstituée. Il n'existait d'ailleurs aucune trace de phlegmasie du globe oculaire, et le système nerveux local n'était lui-même que médiocrement surexité. Pour tout traitement, je prescrivis un purgatif, un collyre belladoné et un régime approprié.

Le 20 octobre, l'hypohæma a diminué de moitié ; sa forme est celle d'un cône à sommet supérieur ; ce qui indique que le sang n'est plus fluide. L'œil n'est pas injecté. La cornée et les milieux de l'œil ont leur transparence normale. Le malade voit l'heure à une pendule, mais il ne la distingue pas à ma montre.

Le 1ᵉʳ novembre, il ne reste plus de traces de l'épanchement sanguin. L'œil a gagné beaucoup ; avec cet œil le malade voit l'heure à ma montre ; aidé de lunettes biconvexes, il peut lire couramment les caractères ordinaires d'imprimerie. Sous l'influence de cautérisations répétées, j'ai guéri en même temps l'ectropion du côté gauche.

Ce fait est certainement sous tous les rapports d'un haut intérêt. Il montre qu'il ne faut jamais désespérer trop tôt de la guérison d'une lésion grave des yeux, même lorsque le malade est déjà assez avancé en âge, et il indique tout ce qu'on peut attendre d'un traitement dirigé convenablement.

Vᵉ OBS. — *Hypohæma survenu chez un malade affecté de synéchie postérieure après l'opération de la cataracte.— Rupture spontanée d'un vaisseau de l'iris coïncidant avec la disparition de la synéchie.*

Le 3 juin 1844, Becker, facteur de pianos, est entré au n° 3, salle Saint-Gabriel, hôpital de la Pitié, affecté d'une double cataracte.

Le 12, il fut opéré des deux côtés par M. A. Bérard, d'après la méthode par abaissement.

Il survint les jours suivants des symptômes d'iritis des deux côtés. — Saignées, sangsues, frictions mercurielles, calomel et opium.

Le 18, il existe du côté droit une opacité incomplète de la

cornée avec chémosis. — On continue le calomel et l'extrait thébaïque.

Le 21, le malade souffre toujours beaucoup la nuit; les pupilles sont obstruées. A droite, la phlegmasie est plus prononcée; l'iris offre une teinte plus foncée; de plus, il existe une conjonctivite assez aiguë.

Le 1ᵉʳ juillet, sous l'influence de la salivation, l'état des deux yeux s'est amélioré très sensiblement. A gauche, la pupille est dilatée et régulière. Le champ pupillaire est masqué d'une manière complète par une opacité capsulo-cristalline. A droite, la pupille n'est pas rétrécie à l'excès, mais elle est déformée par suite d'une adhérence de son côté externe à l'opacité capsulo-cristalline, laquelle occupe la totalité du champ pupillaire, comme cela a lieu du côté opposé.

Le 28 août, le malade ne souffre plus depuis trois jours. La résorption marche, à gauche surtout.

Le 9 septembre, la résorption continue à droite, mais surtout à gauche. La pupille droite est toujours fortement tiraillée en dehors. Le malade commence à distinguer les objets, surtout avec l'œil gauche. Pas d'accidents inflammatoires.

Le 20, il n'y a plus d'opacité à gauche. La pupille est nette, régulière. La vision est bonne de ce côté. A droite, la résorption marche, mais plus lentement. La déformation pupillaire est toujours la même.

Le 4 octobre, le malade est en voie de guérison pour le côté gauche, dont l'opacité a diminué de près de moitié. Dans la nuit du 4 au 5, sans cause connue, sans choc ou violence extérieure sur l'œil, il éprouve une sensation insolite dans l'œil droit, mais sans douleur bien prononcée. Le lendemain, à la visite, je trouve la chambre antérieure pleine de sang. Le malade ne se doutait pas de ce qui lui était arrivé, et il a fallu que son attention fût fixée sur ce point pour qu'il nous rapportât la légère douleur qu'il avait éprouvée.

Quoi qu'il en soit, l'œil n'était ni enflammé ni douloureux. Pour tout traitement, on prescrivit une bouteille d'eau de Sedlitz.

Le 8 octobre, le sang était résorbé; alors je constatai que, l'opacité capsulo-lenticulaire étant restée la même, il était survenu un changement très-sensible dans la pupille qui, au lieu d'être fortement tiraillée en dehors et par conséquent très-déformée, était devenue régulière et arrondie : l'adhérence qui fixait l'iris à la cataracte secondaire était donc rompue.

5° **Hypohæma par ulcération de l'iris.**

Je ne connais qu'un seul exemple d'hémorrhagie de l'œil reconnaissant pour cause l'ulcération de l'iris. Je le donne tel qu'il a été recueilli par moi au lit du malade.

VIe OBS. — *Hypohœma par ulcération du bord libre de l'iris.*

Le 10 juin 1844 est entré à la Pitié, salle Saint-Gabriel, n° 1, le nommé Pierre (Jean), vigneron, âgé de quarante ans, affecté de deux cataractes. Opéré par abaissement, le 19, i par **M. A.** Bérard, le malade ressentit dans la journée et dans la nuit des douleurs assez vives dans les yeux et la tête ; il eut des vomissements opiniâtres. — Deux saignées sont pratiquées ; glace en permanence, etc.

Le 21, le malade, pendant la nuit, a souffert des yeux, surtout du droit, qui est assez injecté. Le champ pupillaire est obstrué par des débris de cristallin ; à gauche, la pupille est assez nette.

Le 28, la pupille et la chambre antérieure du côté droit sont complétement oblitérées par des détritus capsulo-lenticulaires. A gauche, le cristallin est à demi remonté. La pupille est déformée vers le petit angle de l'œil.

Le 1er juillet, même état du côté droit. A gauche, la pupille est oblitérée d'une manière à peu près complète par la cataracte remontée. Depuis deux jours, le malade souffre beaucoup de violentes douleurs de tête, localisées surtout du côté droit. Ces douleurs existent principalement pendant la nuit. On ne distingue pas l'iris, mais nous craignons le début d'une iritis, et un traitement approprié est prescrit.

Le 22, le cristallin, qui occupait les trois quarts de la chambre antérieure, est résorbé en grande partie à droite ; il n'occupe plus aujourd'hui que le quart inférieur de la chambre antérieure. On distingue maintenant la pupille : elle est très rétrécie et paraît obstruée par une pellicule blanchâtre. A gauche, l'opacité est toujours la même ; la pupille est un peu dilatée.

Le 20 août, il est survenu, depuis hier, de violentes douleurs dans l'œil gauche. Voici ce que cet œil offre de particulier : la partie centrale de la cornée est le siége d'une opacité blanchâtre ; dans la chambre antérieure existe un vaste épanchement sanguin qui la remplit en totalité.

Le 22, le sang est résorbé dans la moitié supérieure de la chambre antérieure; la douleur est apaisée depuis hier par l'application à la tempe gauche de deux ventouses scarifiées.

Le 14 septembre, l'hypohæma étant resté stationnaire, M. A. Bérard se décide à ouvrir la cornée pour donner issue au sang qui sort à l'état fluide.

Le 21, il n'est pas survenu d'accidents. Je constate alors l'existence d'une sorte d'érosion ou d'ulcération de la partie interne de la petite circonférence de l'iris, ulcération qui paraît avoir été déterminée par la pression exercée par le cristallin remonté et dirigé obliquement en avant. L'hémorrhagie ne s'est pas reproduite ; la pupille se rétrécit de plus en plus. A la fin de septembre, elle était obstruée par un dépôt fibrino-albumineux ; l'iris, adhérant en arrière, offrait une concavité antérieure très prononcée.

6° Hypohæma symptomatique d'une lésion organique.

L'hypohæma symptomatique d'une lésion organique peut se rencontrer dans diverses affections du globe de l'œil. Il nous suffit de la signaler. C'est un accident tout à fait secondaire comparé à la gravité de la maladie principale.

DU TRAITEMENT

DE

L'IRITIS AIGUË

OU

CHRONIQUE

PAR LA

MÉTHODE DES PONCTIONS KÉRATO-IRIENNES.

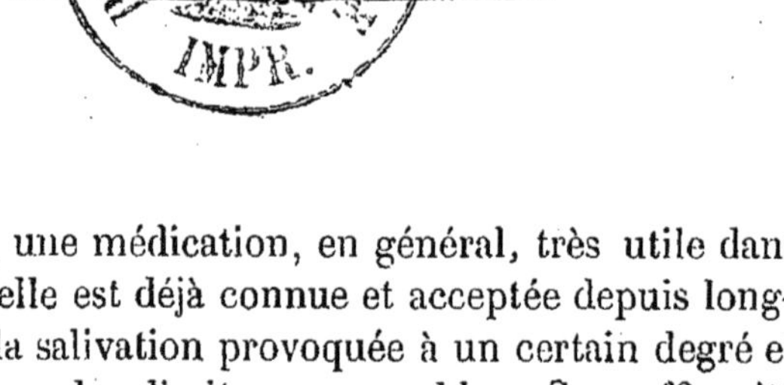

Nous avons une médication, en général, très utile dans l'iritis aiguë; elle est déjà connue et acceptée depuis long-temps : c'est la salivation provoquée à un certain degré et entretenue dans des limites convenables. Son efficacité n'est pas douteuse, et l'espèce de révulsion qu'elle opère par rapport à l'inflammation de l'iris est le plus ordinaire-ment des plus rapides et des plus surprenantes.

Pour mon compte personnel, je dois à cette méthode de trop beaux et de trop nombreux succès pour que l'idée me vienne jamais de rabaisser sa valeur, et de mettre en doute sa puissance.

Ce n'est donc pas de cela qu'il s'agit pour nous; il ne s'agit pas davantage d'établir un parallèle prématuré entre la méthode classique dont nous venons de parler et la méthode nouvelle que nous allons faire connaître.

Notre but est seulement de montrer que l'on peut guérir encore autrement que l'on a guéri jusqu'à présent. Au lieu d'une arme à son service, le praticien en aura deux. Assurément, ce n'est pas lui qui pourrait s'en plaindre.

D'ailleurs, la méthode révulsive, par la salivation, est loin d'être toujours d'un emploi facile. J'ai vu, dans la pratique civile, des malades répugner extrêmement à user de ce moyen ; j'en ai trouvé qui s'y sont refusés d'une d'une manière absolue, et, plus d'une fois, je me pris alors à regretter que l'art ne fût pas plus riche et nos ressources plus variées.

Et puis, on n'obtient pas la salivation comme on veut et quand on veut l'obtenir. Nul ne saurait, d'une manière absolue, la régulariser à sa guise et dans les limites opportunes : elle peut, selon les cas, apparaître trop tôt et en même temps trop violente ; ou trop tard et trop faible. Il est assez difficile de doser avec précision la quantité de calomel, associé à l'opium, qu'il convient de prescrire ; car, non seulement cette quantité varie selon les différents individus, mais on ne saurait apprécier au juste la dose qui qui a été déjà absorbée par l'estomac ou les intestins, avant que la tolérance soit établie ; tolérance qui n'a pas toujours lieu d'emblée.

Il y a, en outre, des sujets à peu près réfractaires à la salivation : ce sont les enfants ; il y en a qui le sont tout à fait, ce sont les vieillards ayant perdu toutes ou presque toutes leurs dents. — C'est là un fait d'observation dont le motif nous échappe, car le travail morbide, que l'on désigne sous le nom de salivation, ne porte pas seulement sur les gencives, mais encore sur la face interne des joues, sur la langue et sur les glandes salivaires.

Enfin, tout en acceptant l'influence très utile qu'exerce sur la marche de l'iritis un commencement de salivation, n'est-il pas évident que l'on peut se trouver en présence d'un cas particulier où l'urgence d'agir soit manifeste ? pourquoi, dès lors, au lieu d'attendre vingt-quatre, trente-six ou même quarante-huit heures l'action révulsive sur laquelle on compte, ne pas s'empresser d'enrayer la marche de l'inflammation; laquelle peut, d'un jour à l'autre, compromettre l'avenir de l'œil ?

C'est ainsi que j'ai plusieurs fois traité l'iritis et par la ponction, et en provoquant une salivation modérée.

L'iris enflammé n'est plus l'iris normal, c'est un tissu dynamiquement différent ; sa vitalité est donc tout autre ; il est, sous ce rapport, d'ailleurs, l'analogue de tous les autres tissus. Or, sans quitter le domaine de la pathologie oculaire, ne savons-nous pas que, dans la conjonctivite plus ou moins aiguë, des scarifications de la conjonctive diminuent l'état phlegmasique de la muqueuse, bien loin de l'aggraver ? Ne sais-je pas moi-même, et par ma propre expérience, que les scarifications des vaisseaux superficiels et profonds dans les kératites vasculaires chroniques, loin d'enflammer davantage la cornée, ont pour effet, pour ainsi dire immédiat, de faire rentrer cette membrane dans les conditions normales de sa vitalité (*V...* p. 53-54) ? N'ai-je pas aussi prouvé que les scarifications et les ponctions de la cornée, dans quelques cas de kératite plastique, sont d'une efficacité incontestable ? (*V...* p. 39.)

Nous avons donc songé à une autre méthode, à une méthode exceptionnelle, si l'on veut, et nous y avons songé, sans nous faire illusion sur tout ce qu'elle paraîtrait avoir de hardi, de téméraire et d'irrationel surtout.

Car, enfin, si nous sommes tous d'accord pour reconnaître que les lésions traumatiques et les piqûres principalement de l'iris, sont souvent suivies d'une inflammation aiguë, comment trouver logiquement valable l'idée de porter un instrument tout à la fois piquant et tranchant sur cette membrane déjà enflammée ?

Cependant, qu'on veuille bien le remarquer, considérée sans prévention, l'idée, prise en elle-même, est, après tout, moins hardie, moins téméraire et surtout moins irrationelle qu'elle le paraît au premier abord.

Mais je n'ai pas, à dire vrai, à m'occuper ici de ce qui peut paraître bon ou mauvais, mais bien de ce qui l'est en réalité.

Les quelques faits que je rapporte plus loin paraîtront, sans doute, assez probants pour engager les praticiens à me suivre dans cette voie nouvelle ouverte à la thérapeutique.

Ire OBS. — *Iritis aiguë (1er degré) guérie très rapidement par la ponction kérato-irienne et un commencement de salivation.*

Mlle Lebesgue, âgée de 27 ans, me fut adressée du département de l'Oise par notre honorable confrère M. Noël, médecin à Noyers-Saint-Martin.

Elle était affectée d'une iritis aiguë (1er degré) avec conjonctivite concomitante. La maladie remontait à une quinzaine de jours. Déjà, et sans avantages réels et définitifs, elle avait été soumise à une médication assez énergique : une saignée, dix sangsues, deux purgatifs, plusieurs vésicatoires.

Quand je vis la malade, l'iritis, loin de paraître marcher vers la résolution, tendait à passer au deuxième degré ; les douleurs circum-orbitaires étaient elles-mêmes assez intenses.

Le 8 août 1857, en présence de M. le Dr Veyne, je pratiquai une ponction kérato-irienne. Le calomel associé à la belladone fut ensuite prescrit.

Les douleurs circum-orbitaires cessèrent instantanément, et n'ont plus reparu depuis. 36 heures plus tard, un commencement de salivation est apparu et a fait souffrir un peu notre malade dont l'état a été en s'améliorant de jour en jour.

Le 14 août, sixième jour de l'opération, tout avait cédé ; la vision était nette et la pupille se dilatait largement sous l'influence d'un collyre au sulfate d'atropine. Le lendemain, la malade quittait Paris.

Un mois plus tard, je recevais des nouvelles confirmant la guérison de notre opérée.

Ce fait paraîtra sans doute, à quelques-uns, moins probant qu'à nous qui l'avons observé. Deux modes de traitement ont été, en effet, combinés dans l'espèce, pour provoquer une guérison aussi prompte que possible; le tout est de faire la part qui revient à chacun d'eux dans le résultat obtenu; or, la difficulté est assez facile à lever.

Le lendemain de la ponction, la douleur circum-arbitaire, jusqu'alors continue, avait cessé, et cependant la salivation n'avait pas encore commencé à apparaître. Ce n'est que le jour suivant qu'elle a pu agir favorablement sur l'état phlegmasique de l'œil, bien qu'elle eût provoqué le développement de quelques douleurs nerveuses dans les principales divisions de la cinquième paire.

IIe OBS. — *Iritis aiguë (1er degré) guérie en quelques jours par deux ponctions kérato-iriennes.*

Mlle....., âgée de dix-huit ans et demi, était sur le point de contracter une alliance qui comblait les vœux de sa famille et surtout les siens, lorsqu'elle fut prise tout à coup, et sans causes déterminantes appréciables, d'une iritis aiguë de l'œil droit. Après avoir subi, sans utilité réelle, un traitement de huit ou dix jours, elle vint à Paris et me fut présentée par son oncle, M^r..... — Française par son père et Anglaise par sa mère, sa figure noble et sympathique inspire un vif intérêt et j'avoue que je répugnai, tout d'abord, à provoquer la salivation dans les conditions que je viens d'énoncer.

Le 6 mai 1856, la ponction kérato-irienne fut proposée, acceptée et pratiquée au lieu d'élection.

Le **7,** les douleurs circum-orbitaires sont très notablement diminuées, et l'injection scléroticale moins prononcée.

Le **10,** l'amélioration, d'ailleurs incontestable, que j'ai signalée'étant restée stationnaire, je me décidai à pratiquer une seconde ponction non loin de la première, laquelle, d'ailleurs, n'avait pas laissé de traces. La crainte de voir l'iritis passer du premier au deuxième degré, en revêtant plus ou moins la forme chronique, m'avait déterminé à agir de la sorte; ce dont j'ai eu beaucoup à me féliciter.

En effet, l'iritis fut jugulée par cette dernière opération, et le **16,** c'est-à-dire le dixième jour du traitement, Mlle ..... retournait aux environs de Besançon, dans sa famille, et parfaitement guérie.

Dans ce fait si simple, il n'y a plus à déterminer, comme dans le cas précédent, le rôle curatif de la salivation, puisque nous nous sommes abstenus de prescrire les mercuriaux.

L'intérêt qu'il présente, en outre, tient aux deux ponctions successives qui ont été pratiquées sur le même œil et dans un très court espace de temps.

D'ordinaire, cependant, une seule ponction kérato-irienne a suffi pour guérir l'iritis, ou tout au moins pour enrayer sa marche avec assez d'énergie.

Assurément, il ne viendra jamais à l'esprit de personne de supposer que, l'opération achevée, le malade soit apte aussitôt à reprendre ses travaux ordinaires : un état traumatique léger se substitue très avantageusement à un état phlegmasique toujours assez grave ; il faut donc laisser passer cet état traumatique.

La manière d'agir de notre opération est peut-être là, tout entière, dans le traumatisme : ce ne serait alors qu'une sorte de substitution.

III° OBS. — *Iritis aiguë (2e degré) guérie très rapidement par la ponction kérato-irienne.*

Le 16 octobre 1856, le Dr E. D.... me fit appeler en consultation auprès de M. Blayn, 16, rue de la Révolte, à la porte Maillot. Ce malade, âgé de cinquante ans, a eu, il y a quinze ou seize mois, une iritis de l'œil gauche qui a duré un certain temps, et s'est accompagnée d'une sécrétion plastique intrà-pupillaire (2e degré). Comme traces de cette affection , il est encore facile de constater, en même temps qu'un affaiblissement de la vue, des adhérences partielles de l'iris, entremêlées de tractus de matière pigmenteuse.

Depuis quinze jours, l'œil droit s'est pris à son tour; l'inflammation aiguë de l'iris est parvenue au deuxième degré, car le champ pupillaire, très rétréci, est déjà en grande partie obstrué par de la lymphe plastique déposée sur la capsule antérieure du cristallin. Ajoutez que, sous l'influence de l'iritis, une kératite plastique ponctuée était survenue, d'après la loi que nous avons formulée plus haut. (*V*. p. 19 et 24.)

Depuis quinze jours, M. Blayn n'avait pu reposer une heure chaque nuit, tant étaient violentes les douleurs circum-orbitaires symptomatiques de l'iritis. A peine était-il couché, qu'il se relevait pour se promener en long et en large dans sa maison.

Le même jour, je pratiquai la ponction kérato-irienne, et pour tout traitement un purgatif salin.

Le 17, je revis notre malade ; *il avait pu dormir toute la nuit*. La cornée ne présentait aucune trace de l'opération, et le point ponctionné de l'iris n'était reconnaissable qu'à une légère teinte brunâtre à peine susceptible de fixer l'attention.

L'iritis ainsi jugulée, nous traitâmes, par des moyens appropriés, la kératite plastique ponctuée. Un dépôt se résorba en grande partie ; l'autre finit par ulcérer les lamelles superficielles de la cornée ; l'ulcération céda tout aussitôt à l'emploi du collyre marin.

Depuis près d'un an, j'ai revu, à différentes reprises, M. Blayn ; il n'y a pas eu de rechute. La vue de l'œil droit a repris un certain degré de force, et elle est aujourd'hui aussi étendue qu'elle peut l'être, eu égard aux dépôts plastiques intrà-pupillaires que ma ponction kérato-irienne ne pouvait assurément faire disparaître.

On pourra se demander, en lisant cette observation si, la ponction ayant été pratiquée dès le début de l'iritis, il n'eût pas été possible de prévenir la formation du dépôt plastique intrà-pupillaire. Je le crois très positivement. J'ajoute de plus qu'il est heureux pour le malade que l'opération ait été pratiquée le quinzième jour plutôt que le dix-huitième, par exemple, car, eu égard à l'acuité de l'iritis, l'occlusion du champ pupillaire aurait pu être, à cette époque, complète et définitive.

IVe OBS. — *Kérato-iritis aiguë guérie très rapidement par la ponction kérato-irienne.*

Lorsqu'il existe, en même temps que l'iritis, une kératite plastique ponctuée, soit que cette kératite ait débuté la première, soit qu'elle n'ait pris naissance que consécutivement à l'iritis, il est bon,—toutes les fois que la chose est possible, — d'utiliser notre ponction kérato-irienne de façon à ce qu'elle concourt, tout à la fois, à la guérison de la kératite et à celle de l'iritis.

Or, rien n'est réellement plus simple, car il suffit de choisir, pour lieu d'élection, le point de la cornée qui est le siège de l'épanchement plastique, et de le traverser de part en part jusqu'à ce que le fer de lance ait rencontré l'iris. Voici un exemple à l'appui de cette manière de faire :

Mme N.... m'amène de nouveau sa fille, âgée de dix ans et demi. Déjà, il y a quatre ou cinq ans, elle avait été confiée à mes soins par mon ami le Dr Martin-Lauzer, rédacteur en chef de la *Revue de Thérapeutique* ; je l'avais guérie d'une kératite plastique de l'œil droit. Elle continuait á se trouver bien depuis cette époque, lorsque, dans ces derniers temps, — à propos de douleurs dentaires,—des symptômes assez graves sont survenus dans l'œil du côté gauche. Lorsque je vis la malade, le 12 septembre 1857, il existait une kérato-iritis aiguë des mieux accentuées.

Le 15 septembre 1857, je fais traverser, au fer de lance de mon aiguille, un dépôt plastique de forme lenticulaire, situé vers la circonférence supérieure et un peu externe de la cornée, et j'arrive ainsi jusqu'à l'iris, qui est ponctionné dans le point correspondant. Des compresses imbibées d'eau froide sont aussitôt appliquées sur l'œil.

Le 22, c'est-à-dire le sep'ième jour de l'opération, la jeune malade peut être considérée comme guérie. En effet, la photophobie, qui était très prononcée, a disparu entièrement avec l'injection des différentes membranes de l'œil gauche ; avec cet œil seul, la malade lit parfaitement tout ce qu'on lui présente : ce qu'il reste encore de la tache lenticulaire, dont nous avons parlé, se trouvant situé assez favorablement pour ne pas masquer la pupille.

Les avantages propres à cette manière de faire sont évidents ; la rapidité avec laquelle cette guérison a été obtenue l'atteste assez.

MANUEL OPÉRATOIRE.

Il est indispensable d'être doué d'une certaine habileté manuelle pour pratiquer, avec une aiguille ordinaire, dite à cataracte, la ponction kérato-irienne ; faute de mieux, on peut cependant s'en servir.

J'ai reconnu, néanmoins, qu'il pouvait être avantageux pour la généralisation de notre méthode de faire exécuter un instrument offrant une sécurité plus grande à l'opérateur qui n'a pas acquis toute l'expérience nécessaire.

L'aiguille que j'ai fait fabriquer est des plus faciles à faire manœuvrer ; il n'y a plus à se préoccuper de la profondeur à laquelle le fer de lance peut ou doit pénétrer, puisque cette profondeur se trouve régularisée par la disposition même de l'aiguille : d'où le nom d'aiguille régulatrice que je lui ai donné.

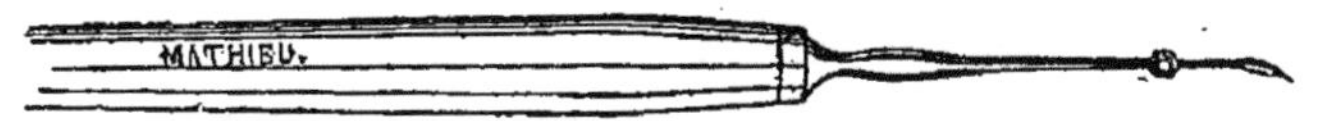

*Aiguille régulatrice destinée à pratiquer
la ponction kérato-irienne.*

Il y a trois points à noter dans l'exécution de cet instrument, et qui servent à le caractériser : 1° la courbure assez grande du fer de lance ; 2° son peu de largeur ; 3° le collet qui existe à sa base pour limiter sa pénétration.

Voici les trois temps dont se compose l'opération :

1er *Temps.* — Les paupières étant tenues écartées par un aide, l'œil est dirigé par le malade lui-même un peu en dedans. Le chirurgien, armé de l'aiguille régulatrice, dont la concavité regarde en dehors, traverse très rapidement la circonférence externe de la cornée, à 4 ou 5 millim. de son union avec la sclérotique ;

2e *Temps.* — L'aiguille, sous l'influence d'une impulsion graduée et continue, traverse bien vite la chambre antérieure et atteint l'iris qui est pénétré à son tour. Avant que l'instrument ait pu dépasser de beaucoup la face postérieure de l'iris, — chose importante, si l'on veut éviter la lésion de la capsule antérieure du cristallin, — il se trouve arrêté dans sa progression par le collet qui existe vers la base du fer de lance ;

3ᵉ *Temps*. — L'aiguille est dégagée de l'œil avec rapidité ; il suffit, pour cela, à l'opérateur, de lui imprimer un mouvement de retrait opposé à celui qui a provoqué son introduction.

Ainsi que nous venons de le dire, nous choisissons, pour lieu d'élection de la ponction kérato-irienne, la circonférence externe de la cornée et par conséquent de l'iris ; cependant, comme nous l'avons dit plus haut, on doit, dans quelques cas, opérer sur un autre point de la cornée, quand il existe, par exemple, une kératite plastique ponctuée en même temps qu'une iritis. (*V*. p. 82.)

RECHERCHES

SUR

LES DIFFÉRENTES ESPÈCES

DE

MYDRIASES.

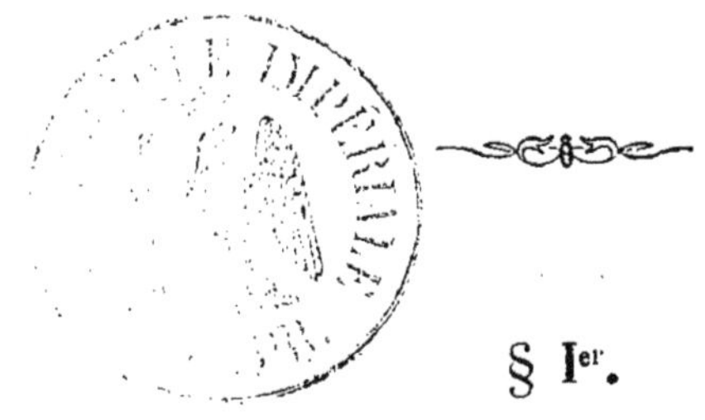

§ Ier.

Nouvelles expériences faites sur l'œil, après la dilatation de la pupille par la belladone.

En répétant les expériences déjà faites par MM. Magendie, Darluc, Verlegh, etc., sur la dilatation artificielle de la pupille, je n'avais d'abord qu'un but, celui de décrire expérimentalement les symptômes de la mydriase considérée comme état morbide, et d'élucider quelques points encore obscurs ayant trait à cette dernière affection.

Ce but a été plus qu'atteint, il a été dépassé.

En effet, si je ne m'abuse, ces nouvelles recherches, plus variées, plus complètes, plus précises que celles de mes devanciers, auront encore pour résultat de rectifier plusieurs

9

erreurs qu'ils ont émises touchant l'action de la belladone sur l'œil.

Le 9 décembre 1849, à 12 heures 20 minutes, j'instille dans mon *œil droit* deux à trois gouttes d'une solution de belladone.

A 12 heures 45 minutes la dilatation pupillaire commence, mais elle est encore peu prononcée.

A 12 heures 50 minutes, la dilalation de la pupille a atteint son maximum; l'iris n'est plus représenté que par une bandelette ayant à peu près 2 à 3 millimètres de largeur.

A gauche, l'iris est resté à l'état normal, comme cela a toujours lieu quand on n'instille l'extrait de belladone que dans un œil. La pupille est même assez rétrécie à cause de la grande quantité de lumière qui entre dans l'appartement.

État physique de l'œil.

1° La légère injection sanguine qui avait suivi le contact de la belladone a disparu complétement; il n'existe plus d'autre état anormal de l'œil que celui qui résulte de la dilatation exagérée de la pupille.

2° Le parallélisme des axes oculaires reste régulier, quelle que soit la direction imprimée aux yeux.

3° Le fond de l'œil, examiné au grand jour, au lieu de présenter une teinte d'un beau noir, comme cela arrive dans l'état normal, offre un reflet grisâtre ou d'un gris sale Ce phénomène insolite tient évidemment à ce que, le pigmentum de la choroïde ne pouvant plus absorber tous les rayons lumineux, un certain nombre d'entre eux sont réfléchis dans divers sens.

État physiologique de l'œil.

1° Je n'éprouve aucune douleur, soit dans l'œil, soit au pourtour de l'orbite. Pendant les différents mouvements du globe oculaire, je perçois dans l'orbite une sensation particulière, comme si, au lieu de l'œil que l'on ne sent pas se mouvoir, j'avais dans la cavité orbitaire un corps sphérique étranger dont j'apprécie très bien les déplacements. Cette impression, qui n'a rien d'ailleurs de désagréable et qui diminue peu à peu, s'explique-t-elle en admettant, avec Himly, qu'il existe dans la mydriase artificielle une sorte de *rigidité des muscles de l'œil?* — (V. *De la paralysie de l'iris par la jusquiame,* p. 7, 2ᵉ édition ; 1803.)

2° Bien que la pièce, dans laquelle je suis, soit très éclairée, l'œil n'accuse aucune impression pénible de la lumière. Je puis même regarder dans la rue sans être gêné par le contact sur la rétine d'une grande quantité de rayons solaires. Seulement, lorsque je dirige mes yeux vers le soleil, qui est très beau pour le mois de décembre, j'éprouve aussitôt dans l'œil droit un sentiment de gêne, de douleur, qui va même jusqu'à provoquer un léger larmoiement.

Toutefois, en répétant à diverses reprises la même expérience, je constate que cette sensation pénible produite par l'action de rayons lumineux vifs et éclatants diminue graduellement, de sorte qu'à la troisième ou quatrième expérience l'œil droit n'est pas plus impressionnable que le gauche placé dans les mêmes conditions.

Il y a loin de ce fait à celui qui aurait été constaté par M. Verlegh, qui dit d'abord avoir éprouvé de la céphalalgie, surtout du côté droit, — la mydriase artificielle existait de ce côté, — et qui ajoute : « L'œil droit, fixé sur un objet assez fortement éclairé, devient immédiatement très larmoyant et ne peut résister au besoin de cligner fréquemment ; il est d'une sensibilité extrême à la lumière. » (V. *J. l'Expérience,* 1843, p. 315 et 316. Extr. des *Ann. de la Soc. de Méd. d'Anvers.*)

Je ne veux pas essayer d'interpréter ces différences dans

les résultats obtenus au moyen des mêmes expériences. On verra plus loin que ces différences sont encore plus tranchées à propos de l'action sur l'œil de la lumière artificielle.

3° En examinant à la distance ordinaire, et comparativement de l'un et de l'autre œil, les caractères ordinaires d'un livre, je constate que les lettres perçues avec l'œil gauche sont d'un très beau noir, tandis qu'elles présentent , vues de l'œil droit, un reflet bleuâtre très prononcé.

On ne peut faire cette remarque qu'en fermant successivement l'œil droit et l'œil gauche ; car, si l'on regarde simultanément avec les deux yeux, on n'aperçoit rien de particulier dans la coloration des lettres.

4° L'adaptation de l'œil aux distances a subi les modifications suivantes, que j'ai étudiées à plusieurs reprises et avec d'autant plus de soin que plusieurs physiologistes prétendent expliquer par les changements survenus dans l'ouverture pupillaire cette remarquable faculté de l'œil.

A. *Distance éloignée.* — L'atmosphère, qui est très pure, me paraît chargée de brouillards. De ma croisée, et à la distance de quarante-cinq à cinquante pieds, je distingue, de l'autre côté de la rue, les hommes des femmes, mais il m'est impossible de reconnaître en détail les différentes parties de leur costume, tant la forme des objets est mal définie ou peu accentuée.

D'ailleurs les corps ne me paraissent ni plus gros ni plus petits avec un œil qu'avec l'autre.

B. *Distance ordinaire.* — A 10 pouces, par exemple, je lis facilement et sans fatigue aucune les caractères les plus petits. Les lettres ont leur grandeur naturelle ; elles paraissent seulement un peu bleuâtres, comme je l'ai déjà dit plus haut. Mais, passé 12 à 15 pouces, je ne distingue pas assez pour lire avec l'œil droit, tandis qu'avec le gauche je puis encore lire à 2 pieds et demi de distance.

C. *Distance rapprochée.* — A 5 pouces, je puis lire avec

la plus grande facilité ; mais les lettres paraissent évidemment diminuées de grandeur dans la proportion d'un tiers ou d'un quart au moins.

A 3 pouces environ, la lecture n'est plus possible, car les lettres sont tellement confondues entre elles qu'on ne distingue plus qu'une ligne noire continue. Un petit point noir tracé sur le papier, et qui est bien vu de l'œil droit à la distance de 8 à 10 pouces, cesse d'être distinct lorsque je le regarde à la distance de 3 à 4 pouces.

5° Dans le but de remédier à l'état fonctionnel de l'œil qui résulte de la dilatation exagérée de la pupille, j'ai recours à un carton percé de trois trous d'inégale grandeur, à travers lesquels je regarde successivement les objets, soit éloignés, soit rapprochés.

Ces trois trous ont : le plus petit, la grandeur d'un trou d'épingle ordinaire avec laquelle il a été fait ; le moyen est le double environ du plus petit ; le plus grand est également le double du moyen.

A. *Objets éloignés.* — En regardant successivement les grosses lettres des boutiques situées à 45 ou 50 pieds à travers ces trois trous, je remarque ceci :

1° Avec le plus petit, je lis très facilement ; 2° avec le moyen, je les lis encore distinctement, mais elles sont moins nettes ; 3° avec le plus grand, elles sont embrouillées, au point que je ne puis plus les distinguer.

B. *Objets rapprochés.* — A la distance de 10 à 12 pouces, je lis, sinon également bien, du moins assez bien, à travers les trois trous. Les lettres ont une égale grandeur. Toutefois, la lecture est plus facile à travers le grand trou qu'avec le moyen, avec le moyen qu'avec le petit.

Voici maintenant ce qui a lieu lorsqu'on rapproche davantage l'œil des objets, et qu'on essaie de lire, par exemple :

A 5 pouces, les lettres sont grossies en raison directe de l'étroitesse de l'ouverture par laquelle on les regarde.

A 4 pouces, on distingue déjà mal avec le grand trou ; on distingue encore assez bien avec le moyen ; avec le petit, la vision est très nette.

A 3 pouces, on ne voit plus avec le grand trou ; avec le moyen et le petit, les lettres sont très distinctes, mais elles paraissent une fois plus grandes qu'elles sont en réalité.

A une distance encore plus rapprochée, le nez appliqué sur le livre, on voit mal avec le trou moyen, tandis qu'à travers le petit trou les lettres restent très perceptibles : elles leur paraissent seulement avoir une grandeur triple de grandeur réelle.

6° J'ai armé successivement l'œil droit et l'œil gauche d'une loupe assez forte, et j'ai constaté que les objets étaient également grossis des deux côtés.

7° En approchant la chandelle de l'œil atteint de my- driase artificielle, dit M. Verlegh (V. *loc. cit.*, p. 316) : « Celui-ci larmoyait immédiatement, et il m'était impos- sible de résister au besoin fréquent de cligner. » Voici maintenant mes expériences : Dans une pièce rendue obs- cure, je place trois bougies allumées. Je prends d'abord une de ces bougies que je rapproche le plus possible de l'œil, en tenant la flamme en regard de l'ouverture pupil- laire : je ressens la chaleur de la flamme ; mais je n'éprouve aucune autre impression sur l'œil, ni besoin de cligner, ni larmoiement.

Je fais plus, je place simultanément devant ma pupille droite la flamme des trois bougies : même résultat négatif.

Je reçois ces trois lumières sur une petite glace, et je di- rige par réflexion leur image sur l'œil droit : toujours même résultat négatif par rapport à la sensibilité, au clignement, au larmoiement.

8° En étudiant maintenant la perception de ces corps lu- mineux à des distances variées, j'ai constaté ce qui suit :

A la distance de 1 à 2 pieds, les trois lumières des bou- gies paraissaient assez nettes ;

A la distance de **3** pieds, les trois lumières paraissaient augmenter dans leurs proportions ;

A la distance de **10** pieds, les lumières sont entourées d'un cercle rayonnant de **6** pouces environ de diamètre ;

A la distance de **25** pieds, l'espèce d'auréole lumineuse qui encadre la flamme de chaque bougie a à peu près **1** pied de diamètre.

En s'avançant vers les lumières, on voit ce cercle rayonnant diminuer de plus en plus d'étendue, jusqu'à ce qu'il ait tout à fait disparu.

Ces expériences sont faites, bien entendu, l'œil gauche étant fermé.

Avec les deux yeux ouverts, le cercle radié dont j'ai parlé, et qui est formé par des rayons lumineux perpendiculaires à la bougie, paraît beaucoup plus pâle ; il semble que l'on ait enlevé des rayons intermédiaires à ceux qui restent.

J'ai aussi examiné, avec le carton dont j'ai parlé plus haut, ces trois lumières, et j'ai remarqué qu'en regardant à diverses distances à travers l'un des trois trous indifféremment, la lumière se présente à l'état naturel, et que le disque rayonnant n'existe plus. Néanmoins, j'ai constaté aussi que les lumières sont vues d'autant plus nettes et distinctes que le trou à travers lequel on les regarde est plus petit.

Ces expériences ont été terminées à **2** heures **45** minutes ; la dilatation pupillaire n'avait pas changé. Ce n'est que le **13**, c'est-à-dire quatre jours après, que l'iris a recouvré sa contractilité physiologique.

§ II.

Des différentes espèces de mydriases.

On a donné le nom de *mydriase* (de *mydriasis*, obscur) à la paralysie de l'iris, à cause de la faiblesse de la vue qui résulte de la dilatation exagérée de la pupille.

Pour avoir une idée exacte du mécanisme selon lequel la dilatation pupillaire s'opère, dans la paralysie de l'iris, il importe de bien connaître les lois qui président à la dilatation et à la constriction de la pupille.

L'iris peut être considéré, abstraction faite des vaisseaux et des nerfs qui entrent dans sa composition, comme une membrane formée de deux éléments distincts :

L'un, *musculaire*, constitué par les fibres orbiculaires qui forment le petit cercle de l'iris, est l'agent constricteur de la pupille ;

L'autre, *fibreux*, représenté par les fibres radiées qui vont de la grande à la petite circonférence de l'iris, est l'agent dilatateur de la pupille.

Il existe un antagonisme constant entre ces deux puissances, qui tendent, l'une à rétrécir la pupille, l'autre à l'agrandir ; et c'est de leur équilibre fonctionnel que résulte ce degré moyen entre la dilatation et la constriction qu'on appelle l'état normal de la pupille, d'ailleurs si variable selon les individus.

L'agent constricteur et l'agent dilatateur de la pupille ne diffèrent pas seulement par leurs fonctions, mais encore par leur nature.

L'un est un muscle, c'est-à-dire une puissance physiologique essentiellement active, qui n'a besoin, pour entrer en action, que du concours du système nerveux.

L'autre est un tissu fibreux, jaune, élastique, c'est-à-dire une puissance physique essentiellement passive, en ce sens qu'elle n'agit pas par elle-même, mais réagit par le raccourcissement contre l'allongement qui a été imprimé à ses fibres.

Cette manière de comprendre la structure de l'iris, et qui déjà avait été entrevue par Faure (*Obs. sur l'iris*, 1820, page 14), est la seule, à notre avis, qui puisse rendre compte des phénomènes physiologiques et pathologiques observés jusqu'à présent.

Ici, en effet, il n'y a rien d'obscur.

Pour que le rétrécissement de la pupille ait lieu, il faut que la contraction du sphincter de l'iris soit assez forte pour surmonter la résistance élastique des fibres rayonnantes.

Pour que la dilatation de la pupille ait lieu, il faut que la résistance contractile du sphincter de l'iris soit assez faible pour laisser aux fibres radiées toute l'étendue de leur rétractilité élastique.

Par paralysie de l'iris, il faut donc entendre seulement la paralysie des fibres circulaires qui constituent un véritable sphincter à l'iris; car les fibres radiées, par leur nature même, ne sont pas susceptibles d'être paralysées.

Afin de présenter la paralysie de l'iris non seulement sous ses différentes espèces, mais encore sous toutes les formes qu'elle peut revêtir, nous avons cru devoir faire les divisions suivantes :

1° *Mydriase congénitale;*
2° *Mydriase mécanique;*
3° *Mydriase organique;*
4° *Mydriase traumatique;*
5° *Mydriase par paralysie du sentiment;*
6° *Mydriase par paralysie du mouvement;*
7° *Mydriase par paralysie du sentiment et du mouvement;*
8° *Mydriase artificielle.*

Cette classification nous permettra d'être aussi complet que possible.

1° Mydriase congénitale.

En s'en tenant à la définition rigoureuse du mot, je crois qu'il n'existe peut-être pas dans la science un seul exemple authentique de paralysie de l'iris rencontrée à la naissance. Je pense, avec M. Ph. De Walter, que les cas publiés sous le nom de *mydriase congénitale* appartiennent à l'iridérémie (absence de l'iris), qui peut présenter des degrés divers.

Quoi qu'il en soit, et sous l'empire, sans doute, de cette confusion, Schon, Jœger, d'Escher, Jüngken, Plater, Melchior, Fallot, etc., font mention de la mydriase congénitale, et en rapportent des exemples.

La distinction, d'ailleurs, n'est pas toujours facile à établir en s'en tenant à l'aspect de l'œil. En effet, dans la première des trois formes d'iridérémie, il y a absence des fibres circulaires de l'iris, et cette membrane n'est plus représentée que par une sorte d'anneau rudimentaire. (V. *Abnorm. cong. des yeux*, par le docteur Cornaz, 1848, p. 73.) D'Ammon, sans avoir encore rencontré cet état organo-génésique de l'iris, l'admet comme possible.

S'il y a, en effet, comme nous l'avons dit dans la mydriase congénitale, un arrêt de développement du muscle constricteur de l'iris, il est facile de comprendre l'incurabilité absolue de cette affection, qui, par bonheur, se montre très rarement.

La mydriase congénitale n'existe pas toujours à l'état simple. On l'a vue associée à divers désordres organiques des yeux ; j'ai publié moi-même l'observation d'un jeune enfant chez lequel cette affection coïncidait avec une opacité de la cornée.

2° Mydriase mécanique.

Il nous suffira, pour la faire connaître, de mentionner la cause essentiellement physique qui produit cette forme de paralysie de l'iris.

Lorsqu'il existe un épanchement, soit de sang, soit de pus, dans la pupille ; quand, surtout, un cristallin déchatonné est engagé dans l'ouverture de l'iris, on observe alors une véritable mydriase par cause mécanique. Il en est de même,—et cela importe beaucoup à connaître, dans la pratique,—si l'on a affaire à une cataracte volumineuse qui, en refoulant l'iris en avant, exerce sur lui une pression telle qu'elle paralyse tous ses mouvements.

Cette variété de cataracte, qui n'est peut-être qu'une sorte d'hydropisie de la capsule du cristallin, ainsi que je l'ai dit ailleurs (V. *De l'hyd. de la caps. du cristallin. — Annales d'Oculistique*, 1849), n'est pas extrèmement rare ; et, comme on le prévoit déjà assez, la mydriase coexistante n'ajoute en aucune façon à la gravité de l'opération, car la paralysie de l'iris cesse avec la cause qui la déterminait.

3° Mydriase organique.

Cette affection est toujours consécutive à un état pathologique de l'iris, lequel n'est plus compatible avec la contraction et la dilatation de la pupille. Elle survient parfois après une phlegmasie chronique de l'iris, qui a fini par céder avant qu'il se soit établi des adhérences entre l'uvée et la cristalloïde antérieure ; ou bien encore elle résulte d'une soudure qui s'est établie entre l'iris, d'une part, et la capsule antérieure ou des fausses membranes, d'autre part, pendant que la pupille était dilatée par la belladone.

Nous n'avons rencontré que très rarement la mydriase organique. Il importe cependant d'être prévenu de son existence pour éviter une erreur de diagnostic.

Cet état est, d'ailleurs, tout à fait incurable.

4° Mydriase traumatique.

La paralysie de l'iris sous l'influence d'une cause traumatique est assez fréquente, car elle peut être produite par des lésions très variées. Je l'ai vue survenir après des plaies de l'orbite, des contusions de la cornée, la déchirure ou la section du bord interne de l'iris. On l'observe assez souvent après l'opération de la cataracte par extraction ; elle paraît être alors le résultat de la distension forcée de la pupille par le passage du cristallin. (V. *Dict. ophth. de Wenzel*, t. I, p. 431.)

La mydriase traumatique est souvent compliquée d'une ou de plusieurs lésions différentes des tissus de l'œil, lesquelles amènent la cécité. Mais, quand elle existe à l'état simple, les symptômes que l'on observe dépendent de la dilatation elle-même et ne présentent ici rien de particulier, si ce n'est, dans quelques cas, une irrégularité plus ou moins prononcée de la pupille.

J'ai vu la mydriase traumatique cesser spontanément, plusieurs mois après l'accident, lorsqu'elle paraissait être le résultat d'une sorte d'ébranlement ou de commotion de l'iris, tandis que dans des circonstances contraires elle peut persister toute la vie.

5° Mydriase par paralysie du sentiment.

Ce sont les nerfs sensitifs qui transmettent aux nerfs moteurs de l'iris l'impression nécessaire à la contraction du sphincter de la pupille. Les uns et les autres concourent par conséquent à l'activité fonctionnelle de l'iris, mais avec cette particularité que les nerfs ciliaires sensitifs, d'un côté, peuvent suppléer au défaut d'action des nerfs sensitifs du côté opposé, tandis qu'il n'existe aucune solidarité physiologique entre les nerfs moteurs.

Donc la mydriase par anesthésie de l'iris n'existe réellement que quand l'œil du côté opposé est fermé, et elle disparaît aussitôt qu'il est ouvert. Les malades qui se présentent à notre observation pour une affection comme celle-ci ayant toujours les yeux ouverts, la mydriase n'existe pas dans ces conditions et la maladie échappe souvent au chirurgien.

Cependant, en explorant chaque œil en particulier, l'autre étant tenu fermé, il est facile de reconnaître cette variété de mydriase ; car la pupille, après avoir oscillé pendant quelque temps, s'agrandit de plus en plus, et finit par rester tout à fait immobile, quelle que soit la quantité de lumière qui arrive sur l'œil. Puis, cette pupille, tout à l'heure paralysée, aussi longtemps que vous l'avez voulu, reprend toute sa contractilité dès que la lumière peut arriver jusqu'à l'œil opposé, qui aussitôt réagit sympathiquement sur son congénère.

Les auteurs qui ont avancé que, dans cette espèce de mydriase, la faiblesse de la vue dépendait de la dilatation exagérée de la pupille, ont commis une grave erreur, comme on le voit, puisque cette mydriase n'existe pas en temps ordinaire, et pendant l'exercice normal de la vision bi-oculaire.

La mydriase par paralysie du sentiment présente des degrés variables depuis la simple paresse de la pupille jusqu'à l'atonie complète du sphincter irien.

Elle peut exister seule ou être compliquée d'une amaurose.

Si les nerfs ciliaires sensitifs de l'iris sont seuls paralysés, il y a une mydriase simple ; la rétine continue à fonctionner.

Si la paralysie a envahi tous les nerfs ciliaires sensitifs, la mydriase peut être compliquée d'amaurose; ou, pour parler d'une manière plus exacte, la paralysie de l'iris et celle de la rétine ont, ici, une origine commune : l'anesthésie du système ciliaire.

J'ai consacré un chapitre tout entier à l'action du trijumeau sur les différentes parties de l'œil, et je crois l'avoir établie sur des preuves suffisantes. (V. *Traité clinique des maladies des yeux*, p. **21**). Je n'y reviendrai pas.

L'étude des causes qui produisent le plus ordinairement l'espèce de mydriase dont nous nous occupons vient encore à l'appui de notre manière de voir.

Ainsi, je l'ai observée fréquemment sur des malades qui avaient été atteints d'une photophobie très prolongée, pendant le cours d'une ophthalmie scrofuleuse, par exemple. On conçoit qu'un état douloureux des nerfs qui sont communs à la cornée et à l'iris, lorsqu'il dure trop longtemps, finisse par modifier le mode de vitalité de ces nerfs, et par produire l'affaiblissement de leur sensibilité spéciale.

Cette paralysie, complète ou incomplète, est plus prononcée là où les nerfs ciliaires ont le plus souffert, c'est-à-dire du côté de la cornée et de l'iris. Mais, dans la plupart des cas, la douleur retentit toujours, plus ou moins, sur tout le système ciliaire, et il en résulte que l'anesthésie irienne s'accompagne ordinairement d'un certain degré de faiblesse de la rétine. C'est là une variété d'amblyopie, dont j'ai le premier indiqué l'existence et la nature, et à laquelle j'ai donné, plus tard, le nom de brachyopie, (V. *Des Amauroses consécutives à divers états phlegmasiques des yeux. (Abeille médicale*, 1846.)

6° Mydriase par paralysie du mouvement.

Elle est le résultat d'une paralysie partielle ou générale de la troisième paire de nerfs. Dans le premier cas, la lésion est bornée aux nerfs ciliaires moteurs, et il n'existe pour tout symptôme qu'une dilatation exagérée et absolue de la pupille; dans le second, au contraire, on rencontre, outre la mydriase, une déviation du globe oculaire en dehors et un prolapsus de la paupière supérieure.

Ces deux formes de la mydriase sont, au fond, complétement identiques; mais bien que la rétine soit également intacte dans l'un et l'autre cas, il est aisé de concevoir que la rectitude ou la déviation de l'œil ait quelque influence sur la manière dont s'opère la vision.

En tenant compte des faits que j'ai observés et de ceux publiés par les auteurs, j'ai trouvé que la paralysie partielle et la paralysie générale de la troisième paire étaient à peu près aussi fréquentes l'une que l'autre.

La mydriase par paralysie du mouvement n'existe ordinairement que d'un côté, tandis que la mydriase par paralysie du sentiment survient très souvent des deux côtés, soit simultanément, soit successivement.

Il n'est pas possible, d'ailleurs, de confondre ces deux espèces de mydriases ; car l'iris, privé de l'action de ses nerfs moteurs, reste toujours immobile, tandis que l'iris, privé de l'action de ses nerfs sensitifs, peut encore se contracter sous l'influence de l'œil du côté opposé.

A la vérité, cette solidarité physiologique cesse d'avoir lieu quand l'anesthésie rétinienne est double; mais alors il existe, le plus souvent, un affaiblissement de la rétine qui, joint à l'existence de la mydriase des deux côtés, est propre à faire rejeter l'idée d'une paralysie des nerfs ciliaires moteurs.

Le docteur Marchal de Calvi a émis, dans ces derniers

temps, l'opinion que la paralysie de la troisième paire
pouvait être la conséquence d'une névralgie de la cinquième paire. J'ai relu avec soin son travail (V. *Archives
générales de Médecine*, 1846) et les quatre observations qui
lui servent de base. Je crois que les faits, d'ailleurs très
incomplets, sur lesquels notre confrère s'est appuyé, appartiennent à cette classe d'affections multiples qui dépendent le plus souvent d'une lésion grave des centres
nerveux, et qu'ils ne sauraient être assimilés, par conséquent, aux névralgies essentielles proprement dites.

J'ai d'ailleurs vu moi-même un grand nombre de malades atteints de névralgie trifaciale, et, tout en reconnaissant que, dans certains cas, la paralysie de la troisième
paire pouvait survenir consécutivement à une névralgie
du trijumeau, je me suis bien gardé de trouver dans cette
coïncidence un rapport de cause à effet, attendu que la
paralysie du moteur oculaire commun peut être elle-
même consécutive à une paralysie de la cinquième paire ;
attendu, en outre, que la névralgie du trijumeau peut
également se développer après une paralysie de la troisième paire.

Les anciens auteurs, tels que Oribase, Aëtius, Paul
d'Œgine, etc., avaient déjà signalé un phénomène fort singulier qu'ils avaient observé dans quelques cas ; je veux
parler d'un changement survenu dans le volume des objets
perçus par l'œil affecté de mydriase. Ce changement est
tel que ces objets paraissent plus petits d'un tiers ou même
de moitié.

Cette sorte de perturbation visuelle n'est pas, d'ailleurs,
très commune ; selon A.-P. Demours (voy. *Traité des mal.
des yeux*, t. 1., p. 439), elle existerait, à peu près, chez le
tiers des malades. Je doute qu'elle soit encore aussi fréquente, et j'ajoute qu'elle ne paraît pas appartenir indifféremment à toutes les espèces de dilatation pupillaire. Pour
mon compte, je ne l'ai rencontrée, jusqu'à présent, que dans

la mydriase symptomatique d'une paralysie plus ou moins générale de la troisième paire; d'où je tire cette conclusion que la petitesse apparente des objets est plutôt le résultat de la cessation d'action des principaux muscles moteurs de l'œil et du strabisme externe qui en est la conséquence, que de la mydriase proprement dite.

J'ajouterai, à l'appui de cette opinion, que j'ai vu, dans plusieurs circonstances, une diminution graduelle et très prononcée de cette sorte de micropsie coïncider avec le redressement de l'œil et le retour des fonctions musculaires, alors même que l'état mydriatique de l'œil n'avait pas encore été très sensiblement modifié.

7° Mydriase par paralysie du sentiment et du mouvement.

Cette affection est rare; elle présente réunis les caractères qui appartiennent à chacune des deux lésions qui la constituent. Elle est nécessairement produite par une cause capable de modifier, altérer ou détruire l'ensemble du système ciliaire sensitivo-moteur. On la rencontre dans le phlegmon de l'orbite, dans les tumeurs de cette région; elle peut survenir à la suite d'opérations qui ont nécessité une dénudation étendue du globe oculaire; une hypertrophie du cercle ciliaire a également pour effet de paralyser les nerfs du mouvement et du sentiment, qui se rendent à l'iris, par la compression qu'elle leur fait subir.

8° Mydriase artificielle.

Deux conditions sont nécessaires pour produire une dilatation pupillaire artificielle : l'absence d'inflammation et l'absence d'adhérences étendues de l'iris. Si l'iris est enflammé, la dilatation n'aura pas lieu ; si l'iris est adhérent, la dilatation ne portera que sur les portions libres de l'ouverture pupillaire, d'où une déformation plus ou moins prononcée de cette ouverture. Mais toutes les fois que l'iris est à l'état normal, il est toujours apte à subir l'action de la belladone ou de la jusquiame. Le degré de dilatation pupillaire que l'on obtient avec l'une ou l'autre de ces substances n'est pas le même chez tous les individus : il est généralement en rapport avec la grandeur normale de la pupille.

Dans les cas où l'on veut obtenir une dilatation plus prononcée, ou bien lorsqu'il s'agit de triompher d'adhérences encore récentes qui fixent l'iris, soit à la cornée, soit à la capsule du cristallin, on se trouvera bien de substituer à la belladone ou à la jusquiame le sulfate d'atropine (0,10 pour 25 gram. d'eau distillée), dont on instille deux à trois gouttes dans l'œil.

C'est presque toujours sous forme de collyre qu'il faut prescrire ces diverses substances : à l'intérieur, elles n'agissent sur les yeux qu'à dose assez élevée, et qui n'est pas toujours sans inconvénients ; en pommade, elles n'ont pas ou presque pas d'action, à moins, ce qui arrive parfois, qu'elles ne glissent le long des paupières et ne parviennent ainsi jusqu'à la conjonctive. Himly (*loco cit.*, p. 6) avait déjà fait la remarque qu'en mettant un emplâtre de jusquiame ou de belladone sur le sourcil, il n'en résultait aucun effet sur l'iris.

La durée de la mydriase artificielle est, en moyenne, de trois jours sur un œil sain. La paralysie de l'iris cesse d'exister dès qu'il survient une phlegmasie oculaire, et surtout une iritis. Il est rare que la dilatation pupillaire provoquée avant une opération de cataracte persiste plus de vingt-quatre heures après l'opération, précisément à cause de la réaction qui ne tarde guère à survenir.

La mydriase artificielle ressemble, par ses principaux

caractères, à la mydriase par paralysie du mouvement de l'iris. Ainsi, l'œil du côté sain n'a aucune action sur l'œil mydriatique, quelle que soit la quantité de lumière qui lui serve de stimulant.

On a utilisé la dilatation artificielle de la pupille, soit pour l'exploration des parties profondes de l'œil, soit pour l'opération de la cataracte, ce qui n'avait point encore été fait avant les expériences d'Himly, en Allemagne, et de Demours, en France. J'ai eu l'idée d'avoir recours, d'une manière continue, à l'emploi de la belladone dans le cas que voici :

Ire OBS. — Un jeune homme de vingt-trois ans est venu me consulter pour une synéchie antérieure double survenue à la suite d'une perforation des cornées, laquelle avait été la conséquence d'une variole confluente.

A droite, l'adhérence de l'iris existait vers le quart inférieur de la cornée ;

A gauche, au contraire, elle se rencontrait au niveau du quart supérieur de cette membrane.

Les deux pupilles, d'ailleurs très étroites et déformées, correspondaient à une portion de cornée restée transparente ; le malade voyait des deux côtés, mais d'une manière insuffisante pour se livrer à des travaux un peu minutieux. Je lui ai prescrit un collyre à la belladone dont il instille quelques gouttes dans les yeux tous les deux ou trois jours seulement, en l'engageant à continuer en quelque sorte indéfiniment cette médication si simple.

La vue s'est améliorée d'une manière très notable sous l'influence de la dilatation artificielle de la pupille, et, depuis six mois que la paralysie de l'iris existe, cette amélioration persiste, mais elle cesse aussitôt que le malade oublie de se servir de la solution belladonée.

Ainsi la belladone, quelque prolongée que soit son action, n'a pas l'influence fâcheuse sur la rétine, comme quelques auteurs l'avaient prétendu, en confondant les symptômes de la mydriase avec ceux de l'amaurose.

Il y a plus, c'est qu'il est à espérer qu'avec le temps le sphincter irien, artificiellement paralysé, doit finir par tomber dans une sorte d'atonie, de manière à être impropre à la contraction de la pupille.

Or, dans quelques circonstances données, analogues par exemple à celles relatées plus haut, cette mydriase définitive est un bien pour le malade.

Depuis, car ce fait est déjà fort ancien, j'ai eu recours un bon nombre de fois à l'usage du même moyen dans des circonstances plus ou moins analogues, et toujours avec un égal succès. Il m'a paru inutile de rapporter d'autres observations à l'appui de cette pratique, inaugurée, d'ailleurs, avant nous, par M. Demours et par le Dr Debreyne.

Mais ce n'est pas seulement dans le cas qui précède, que la mydriase artificielle est appelée à rendre d'utiles services. Dans quelques cas de myopie très avancée et plus ou moins compliquée d'amblyopie, son utilité, tout au moins temporaire, ne saurait être mise en doute. Voici deux extraits d'observations recueillies par moi, qui l'attestent suffisamment :

Obs. ii. —M..., consul français en Espagne, est myope à un degré très prononcé ; il fait usage du n° 3 1/2, et est en même temps affecté de mouches volantes qui l'inquiètent beaucoup et qui lui font redouter un commencement d'amaurose.

Il vint me trouver, vers les premiers jours de juillet 1852, dans une disposition toute différente de celle que je lui avais remarquée jusque-là. Il voyait beaucoup moins mal de son œil droit, le plus affecté; la vue était allongée, elle était plus nette ; les mouches volantes paraissaient très affaiblies.

Or, tout cela tenait à quelques instillations belladonées que je lui avais prescrites pour explorer plus complétement le fond de l'œil.

Obs. iii. — Le docteur L....t, qui exerce dans le département de l'Eure, et auquel j'ai donné, pendant quelque temps, mes soins pour une amblyopie névralgique, m'écrivait, à la date du 29 octobre 1852, et à propos de son œil droit atteint antérieurement de myopie. — Je copie textuellement : — « La dilatation des pupilles par la belladone fait disparaître complétement les points noirs, et j'y vois beaucoup mieux ; c'est au point que je pourrais, avec l'œil droit, *tirer un oiseau à trente pas ;* tandis que, dans l'état physiologique de la pupille droite, *je ne distingue pas un homme à dix.* »

On se rendra facilement compte de l'utilité de la mydriase artificielle, dans l'espèce, si l'on songe que les myopes, dont l'infirmité est très avancée, présentent volontiers l'objet qu'on leur donne à examiner, non en regard du centre de la pupille, mais bien sur l'un de ses côtés ; ce qui confirme très nettement, chez eux, l'utilité de la dilatation pupillaire.

Diagnostic.

Les divisions qui précèdent paraissent devoir nous dispenser d'une récapitulation, même succincte, des symptômes propres à telle ou telle espèce de mydriase, de manière à établir entre eux une sorte de comparaison, qui est la source première du diagnostic ; car nos divisions n'ont qu'un but : celui de bien faire ressortir les caractères propres à telle ou telle affection morbide.

Je ne vois qu'un cas susceptible d'embarrasser, dans une circonstance donnée, l'homme de l'art qui ne se tient pas suffisamment sur ses gardes ; c'est le suivant :

Une personne reçoit accidentellement, sur l'œil, un choc plus ou moins violent qui détermine une douleur assez vive et un léger épanchement sanguin dans la chambre antérieure ; vous ne voyez le malade qu'à une époque plus ou moins éloignée, quinze jours ou trois semaines, je suppose, et alors qu'il s'agit de régler, soit de gré à gré, soit devant les tribunaux, la somme destinée à indemniser le blessé. Or, ce blessé, qui a naturellement intérêt à exagérer le danger qu'il a couru, se présente à vous avec une mydriase très prononcée; et c'est là tout ce qu'il vous est possible de constater.

La question est, dès lors, celle-ci : avons-nous affaire à une mydriase traumatique, ou bien à une mydriase artificielle provoquée dans un but de spéculation déloyale?

Rien n'est plus simple, dira-t-on; il suffit de répéter l'examen un autre jour pour trancher la question.

Non, car la mydriase artificielle, nous l'avons dit, peut être entretenue indéfiniment sans porter préjudice à l'état fonctionnel de la rétine. Et remarquons bien que, dans l'es-pèce, le médecin civil n'a pas le droit, comme le chirur-gien-major qui agit devant un conseil de recrutement, de faire séquestrer momentanément le sujet qu'il soupçonne simuler une amaurose, à l'aide d'une mydriase artificielle.

Je viens moi-même, tout récemment, d'avoir à porter un diagnostic dans ces conditions. J'avais hésité à la première visite, mais, à la seconde, il ne m'a pas été très difficile de reconnaître et de constater qu'au lieu d'avoir affaire à une mydriase traumatique, il s'agissait tout sim-plement, dans l'espèce, d'une mydriase artificielle provo-quée par la belladone.

Plusieurs ordres de preuves m'ont suffi pour arriver à la constatation de la vérité que l'auteur involontaire de l'ac-cident avait un assez grand intérêt à connaître.

D'abord, la régularité de la dilatation pupillaire, dans le cas particulier, comparée à l'irrégularité qui est très fréquente dans la mydriase traumatique.

Ensuite, le degré très prononcé de paralysie du sphinc-ter irien, en l'absence de toute autre lésion appréciable de l'œil.

Enfin, la persistance même de cette paralysie au même degré, alors que, le plus souvent, la paralysie traumatique tend à diminuer graduellement, quand il n'existe pas de désordres concomitants.

J'ajouterai, en outre, que les réponses du blessé à des questions nettes et précises sur l'état fonctionnel de sa rétine, n'ont fait, par leurs irrégularités ou leurs non-sens, que me confirmer dans ce diagnostic dont l'exactitude m'a été démontrée plus tard.

Traitement.

Nous ne pouvons entrer ici dans des détails très circonstanciés sur le traitement qui convient à toutes les espèces de mydriases que nous venons de décrire : d'abord, parce que quelques unes ne réclament, pour ainsi dire, aucune médication active, et que le traitement de quelques autres trouvera plus naturellement sa place lorsque nous nous occuperons des affections nerveuses. (V. t. II.)

Nous allons donc nous borner à rappeler les moyens plutôt palliatifs que curatifs de la mydriase.

Les uns sont directs et ont pour but de faire contracter la pupille agrandie d'une manière démesurée ;

Les autres sont indirects et tendent tout simplement à corriger les conséquences optiques de cette même dilatation pupillaire...

Moyens directs. — Je prescris le plus souvent :

1° L'instillation dans l'œil, répétée matin et soir, du collyre suivant :

Pr. Eau distillée........ 30 gr.
Sulfate de strychnine, 0,05

2º Le mélange suivant, à priser cinq à six fois par jour, à l'instar du tabac :

> Pr. Poudre d'iris........ **15 gr.**
>
> Seigle ergoté **5**

3º Des frictions circum-orbitaires faites tous les soirs avec un morceau de flanelle imbibé du liniment suivant :

> Pr. Huile d'amandes douces. **1 00 gr.**
>
> Huile de naphte **25**
>
> Phosphore............ **0,10**

Le phosphore devra être dissous, préalablement, et à chaud, dans l'huile de naphte, avant son mélange avec l'huile d'amandes douces.

Dans quelques cas, j'ai eu recours à la cautérisation superficielle, faite avec un crayon effilé de nitrate d'argent, vers la circonférence de la cornée ; on obtient ainsi, à peu près constamment, le rétrécissement de la pupille, comme M. Serre d'Uzès l'avait indiqué; mais aussi, cette amélioration n'est le plus souvent que momentanée; or, ce moyen détermine toujours une inflammation plus ou moins vive de l'œil.

Moyens indirects. — Ils consistent, tout simplement, dans l'usage accidentel ou permanent de lunettes à verres opaques et percés d'un trou central, analogue à celui que nous avons produit, dans un carton, pour nos expériences. (Voyez p. 89.)

Ces lunettes, que l'on pourrait appeler anti-mydriatiques, bien qu'elles puissent être utilisées dans d'autres circonstances, ont été improvisées par nous depuis longtemps; il nous avait suffi, pour cela, de placer dans les cadres ou cercles d'une paire de lunettes un carton taillé exprès, perforé au centre et noirci préalablement.

Dans ces derniers temps, on a remplacé le carton par un disque de zinc peint en noir également, et ces lunettes ont reçu le nom de panoptiques ou capillaires.

Lorsque la mydriase n'existe que d'un côté, comme cela arrive souvent, la vision reste toujours plus ou moins troublée et incertaine, par défaut d'harmonie; mieux vaut alors, pour bien voir, fermer l'œil dont la pupille a des dimensions exagérées, que de tenter l'emploi des lunettes dont je viens de parler.

J'ai dit que nos lunettes anti-mydriatiques pouvaient être utilisées dans diverses circonstances.

En effet, je les ai utilement employées chez des personnes atteintes de cataracte commençante; il semble que les rayons lumineux, comme concentrés, pénètrent alors plus facilement les couches semi-opalines du cristallin : la vision est devenue plus nette et plus précise pour lire ou pour écrire.

J'ai également utilisé leur emploi dans quelques cas d'amblyopie; on obtient, ainsi, une stimulation locale plus énergique de la rétine, tout en remédiant aux conséquences optiques de la mydriase concomitante de l'amblyopie.

NOUVEAU

FIXATEUR

DU

GLOBE OCULAIRE

POUR LES

EXPLORATIONS ET LES OPÉRATIONS.

Une des grandes difficultés que l'on rencontre dans la pratique des maladies des yeux, soit par rapport *aux explorations*, soit par rapport *aux opérations*, consiste dans la mobilité du globe oculaire.

On sait, en effet, combien il faut souvent de tentatives répétées, d'essais infructueux avant de pouvoir explorer des yeux photophobes, ou se rendre maître des yeux non photophobes sur lesquels on va pratiquer une opération.

La question paraît très simple, et pourtant les ressources de l'art sont loin de suffire dans tous les cas : ainsi, la pique de Pamard, la pince à crochet destinée à soulever un pli de la conjonctive, l'érigne simple ou double que l'on

implante dans la sclérotique, l'espèce de palette que le
Dr Nélaton place dans le cul-de-sac externe de la conjonctive, m'ont paru insulfisantes dans un très grand nombre
de cas ; et c'est à cause de cela que j'ai imaginé un nouveau
moyen de fixité, que j'emploie avec un véritable succès
toutes les fois que j'ai besoin d'immobiliser le globe de
l'œil. Ce fixateur oculaire peut être utilisé dans les explorations et dans les opérations.

L'élévateur et *le fixateur*, dont nous venons de parler,
ont été exécutés, il y a plusieurs années, par M. Mathieu,
et le sont, depuis lors, par tous les autres fabricants.

A. *Dans les explorations.* Il n'est pas toujours aisé d'explorer la surface oculo-palpébrale sur les jeunes sujets
atteints de photophobie incoercible symptomatique d'une
kératite plastique partielle ou d'une kératite éruptive, soit
à forme vésiculeuse, soit à forme papuleuse profonde ; et
cependant le chirurgien ne peut établir un diagnostic
précis que d'après l'inspection des parties malades.

Voici comment il faut procéder pour arriver au but que
l'on veut atteindre.

L'enfant est renversé ; sa tête et ses mains étant convenablement fixées par deux aides, je relève la paupière supérieure, à l'aide de mon élévateur qui prend son point
d'appui sur la peau palpébrale, à peu de distance du
bord libre ; avec mon fixateur, qui ne diffère, d'ailleurs, de
l'élévateur précédent que par ses dimensions beaucoup
plus petites, je pénètre entre l'œil et la paupière inférieure
de manière à arriver jusqu'au cul-de-sac oculo-palpébral
inférieur : là, il suffit de presser méthodiquement sur l'instrument pour voir le globe oculaire, qui était dévié en
haut, revenir peu à peu dans le centre de l'orbite, attiré
qu'il est par la conjonctive sur laquelle on agit.

Le but est donc atteint, et il suffit de regarder pour voir
à quelle lésion on a désormais affaire.

Cette petite opération peut être exécutée très rapidement ; elle ne saurait être bien douloureuse ; il ne faut donc pas se préoccuper des cris que poussent les enfants.

B. *Dans les opérations.* Toutes les fois qu'on a besoin de fixer le globe de l'œil pour agir plus sûrement sur lui à l'aide d'instruments ; dans l'opération de la cataracte, de la pupille artificielle, dans la scarification des vaisseaux superficiels ou profonds de la cornée, on procédera exactement de la même manière ; mon fixateur, en effet, par son peu de volume, n'exerce qu'un tiraillement très modéré sur la paupière inférieure, ce qui permet de relever complétement la paupière supérieure ; on a, par conséquent, le champ libre pour agir sur l'œil immobile.

Sans doute, il y a des yeux doués d'une extrême sensibilité, et qui échappent quand même à toutes les tentatives d'immobilisation que l'on tente sur eux ; mais ce sont des faits exceptionnels, et d'ailleurs, il est facile de constater que, même dans ces cas, notre fixateur réussit encore moins mal que les autres instruments qui n'agissent sur l'œil qu'en piquant ou en pinçant, c'est-à-dire en exagérant, tout d'abord, la sensibilité déjà si exagérée de la surface oculaire.

L'ORIGINE ET LES CARACTÈRES

LA MICROPSIE ET DE LA MACROPSIE

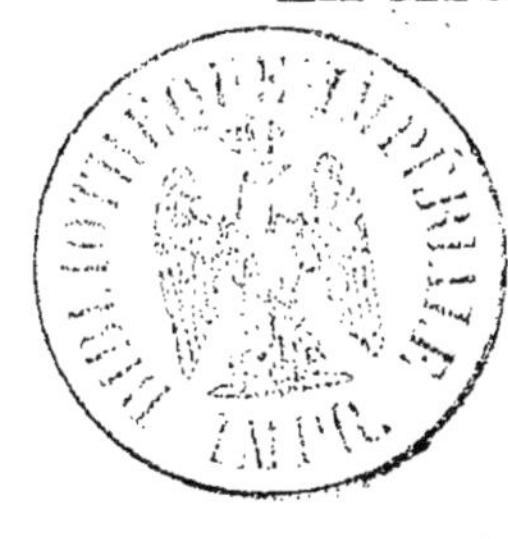

Les expressions de *micropsie* et de *macropsie*, que j'emploie, ici, pour la première fois, ont pour étymologie commune : ὄψις — vision —, μικρος — petit — et μακρος —gros—. Elles vont nous servir, faute de mieux, à caractériser deux états assez singuliers de la vision ; lesquels, naturellement opposés l'un à l'autre, ont, tant ils sont en quelque sorte fugaces, échappé jusqu'à présent à l'attention de nos devanciers.

Dans la micropsie, les objets sont vus plus petits qu'ils ne sont en réalité ; c'est le contraire qui a lieu dans la macropsie.

Dans les deux cas, la vision, bien que restant assez nette, est faussée en ce qui touche à la position occupée par les corps perçus : ainsi, les objets sont éloignés et, en même temps, rapetissés dans la micropsie ; ils paraissent, par contre, plus ou moins rapprochés, en même temps que grossis, dans la macropsie.

En un mot, les malades atteints de micropsie ou de macropsie voient, avec leurs yeux nus, à peu près de la même façon que s'ils regardaient les objets à travers un verre concave ou un verre convexe trop fort.

Disons maintenant quelques mots sur chacune de ces affections considérées isolément.

Micropsie.

Bien qu'elle soit, dans tous les cas, le résultat d'une cause unique, la micropsie peut survenir dans des circonstances bien différentes; elle n'est, alors, en réalité, qu'une complication accidentelle ou permanente de tel ou tel état morbide, et rien de plus.

J'ai constaté l'apparition de la micropsie sur des sujets affectés de mydriase par paralysie du sentiment, et, à ce propos, j'ai émis l'opinion que cette lésion fonctionnelle était plutôt le fait de la déviation concomitante du globe oculaire que de la dilatation pupillaire. (*Voy.* p. **101.**)

Je l'ai vue survenir plusieurs fois comme épiphénomène s'ajoutant à la kopiopie : après s'être appliqué au travail, pendant une demi-heure, par exemple, le kopiopique ne pouvant plus continuer, s'arrête malgré lui; alors, s'il vient à fixer un objet quelconque, un fauteuil, je suppose, il voit cet objet s'éloigner de plus en plus de lui, en même temps qu'il apparaît de plus en plus petit; cet état anormal ne dure, d'ailleurs, qu'un instant; un peu de repos suffit aux yeux pour qu'ils puissent reprendre leurs fonctions régulières, jusqu'à ce qu'une nouvelle fatigue amène un accès nouveau.

J'ai encore observé la micropsie dans des circonstances différentes, entre autres, comme complication d'une iritis chronique; dans tous les cas, elle se présente avec les mêmes caractères, et n'offre, par conséquent, rien de particulier à signaler.

Macropsie.

Cette affection a, comme la micropsie, des caractères assez extraordinaires au premier abord. Son existence n'en est pas moins certaine. Cependant, je ferai remarquer que, par opposition à la micropsie, qui ne saurait donner lieu à aucune équivoque, la macropsie peut être simulée par plusieurs états particuliers de la vision, qu'il faut bien se garder, néanmoins, de confondre avec elle.

Ainsi, un malade présente-t-il une légère déviation oculaire, les objets, placés à une distance donnée, sont vus plus gros qu'ils ne sont en réalité; ce qui s'explique très bien par le strabisme naissant, qu'il est toujours facile de constater avec un peu d'habitude, et par le commencement de diplopie, qui en est la conséquence. Dans la diplopie complète, le même objet est vu deux fois, et les deux images sont plus ou moins distantes l'une de l'autre ; ici, au contraire, les deux images restent juxta-posées, et, en partie, confondues.

Mais il suffira toujours, dans l'espèce, de constater la déviation oculaire, dont je viens de parler, pour ne pas confondre ce commencement de diplopie avec la macropsie.

Il est encore un état morbide de l'œil, qui peut, à la rigueur, en imposer au premier abord ; je veux parler de cette sorte de diffusion des rayons lumineux, traversant un cristallin qui commence à s'opacifier : une flamme de bougie est vue grossie, étalée, multipliée. Cependant, ce n'est pas là, en réalité, de la macropsie ; et il suffira toujours d'inspecter l'appareil capsulo-lenticulaire pour reconnaître la cause première du trouble de la vision.

Quoi qu'il en soit, la macropsie est une lésion fonctionnelle si insolite, que, malgré les quelques faits qui ont déjà passé sous mes yeux, je mettais peu d'empressement à lui accorder une place à part. Le dernier exemple qui vient de passer sous mes yeux m'a tout à fait décidé à lui faire cet honneur ; on va juger si j'ai eu raison.

Obs. — Le 10 avril 1858, Mme Buridan, âgée de 46 ans, m'était adressée d'Arcy–sur–Aube, par le docteur Gausmant, son médecin ordinaire. A la suite d'une conjonctivite avec sécrétion purulente qui envahit les deux yeux, en 1854, cette dame éprouva des accidents fort graves.

A gauche, il y a eu perforation et destruction assez étendue de la cornée, qui reste aplatie et vascularisée dans son épaisseur ; les culs-de-sac supérieur et inférieur de la conjonctive ont en grande partie disparu sous l'influence des cautérisations au crayon de nitrate d'argent ; à leur place existent des adhérences dues à un tissu cicatriciel unissant les paupières au moignon un peu atrophié qui représente le globe de l'œil. Une injection générale se trouve, en outre, dissiminée sur toute l'étendue de la surface oculo–palpébrale, entretenue qu'elle est par quelques cils déviés.

Bien que cet ex-organe de la vision doive rester impropre, pour toujours, à remplir des fonctions, j'ai dû, néanmoins, traiter cet état phlegmasique qui retentissait sur l'œil droit. Mes scarifications des vaisseaux interstitiels de la cornée (*V.* p. 53) ont encore eu, ici, leur succès ordinaire.

A droite, une perforation périphérique de la cornée s'est également produite pendant le cours de l'ophthalmie purulente ; il y a eu hernie partielle de l'iris et la pupille est déformée ; mais la vision persiste, bien que défectueuse sous plusieurs rapports. De temps en temps, la lésion fonctionnelle en question, que nous appelons macropsie, apparaît ; c'est elle qui fait le désespoir de notre malade, dont la constitution éminemment nerveuse lui fait exagérer beaucoup la gravité de son état ; aussi, à chaque accès de macropsie qu'elle éprouve, ne manque-t-elle jamais de s'écrier : *Voilà mon œil aboli.*

Cette expression, qui n'est ni très claire, ni très juste, veut dire que, chez Mme B...., après une application un peu prolongée de l'œil sur des objets rapprochés, il survient tout à coup une sorte de crampe oculaire s'accompagnant d'une hypersé crétion lacrymale, laquelle, par son abondance, fait supposer à la malade que son œil se vide. Pendant la durée de l'accès, la vue est raccourcie très notablement, à un tel point que Mme B... ne pourrait se conduire seule dans la rue. Cependant, la vision rapprochée devient momentanément plus distincte et plus vive, et les objets examinés avec soin *sont grossis du double*, tandis qu'avant ou après la crise, ces mêmes objets sont vus un peu plus petits qu'ils ne sont réellement.

A la suite de l'accès, qui ne dure que plusieurs minutes, il survient comme un état de collapsus, sans perception visuelle bien définie : l'œil semble vide, flétri, aboli, en un mot. Puis, bientôt, tous ces symptômes subjectifs finissent par disparaître.

C'est bien là, d'abord, une affection nerveuse, et non pas le résultat d'une évacuation intermittente de l'humeur aqueuse, que l'on observe dans les fistules de la cornée, puisqu'il n'existe pas, ici, de fistule de la cornée. En outre, il ne faut pas songer à mettre sur le compte de la diplopie le grossissement des objets, car la diplopie suppose toujours la vision bi-oculaire, et, dans le cas particulier, nous n'avons qu'un seul œil susceptible de fonctionner.

Le grossissement ne dépendrait-il pas, dans ce cas particulier, de la nappe de larmes, qui, baignant la face antérieure de la cornée, agirait sur les rayons lumineux à la manière d'une loupe ? Cette interprétation, si simple soit-elle, ne saurait satisfaire mon esprit, car elle n'expliquerait, en aucune façon, le collapsus oculaire, dont nous avons déjà parlé. Et puis, à supposer qu'elle pût nous rendre compte de la macropsie, comment expliquerait-on l'origine de la micropsie, la contre-partie de la macropsie ?

Or, pour nous, ces deux lésions fonctionnelles opposées sont le résultat d'un état anormal semblable pour l'origine, mais ayant pour siége les muscles antagonistes de l'œil. L'une, la micropsie, est produite par une contraction spasmodique du système musculaire divergent, formé par les muscles droits de l'œil ; l'autre, la **macropsie**, survient à la suite d'une contraction spasmodique du système musculaire convergent, formé par les muscles obliques de l'œil.

Dans le premier cas, l'œil reçoit des rayons lumineux trop divergents, absolument comme il en reçoit de trop divergents avec un verre très concave. L'objet est vu également plus éloigné qu'il n'est en réalité et plus petit.

Dans le micropsie, la contraction spasmodique des muscles droits, en diminuant le diamètre antéro-postérieur de l'œil, amène ce résultat.

Dans le second cas, l'œil reçoit des rayons lumineux trop convergents, absolument comme il en reçoit de trop convergents avec un verre très convexe. L'objet est vu également plus rapproché qu'il n'est en réalité et plus gros.

Dans le macropsie, la contraction spasmodique des muscles grand et petit obliques, en augmentant le diamètre antéro-postérieur de l'œil, produit cet effet.

Des causes locales, alliées surtout à un état général, sont toujours le point de départ de la contraction spasmodique des muscles adaptateurs de l'œil aux distances... Il faut, par conséquent, par un ensemble de moyens modificateurs de l'organisme, s'efforcer d'améliorer la constitution du sujet, tout en agissant directement sur l'appareil de la vision : des frictions autour de l'orbite avec l'huile phosphorée, une pommade opiacée, camphrée ou à la vératrine, peut être prescrite avec avantages ; un emplâtre permanent appliqué derrière l'oreille a aussi son utilité ; enfin, il est toujours bon de remédier au vice d'adaptation de l'œil aux distances au moyen de verres appropriés.

DU

TREMBLEMENT DE L'IRIS

Il importe de le dire en commençant, la maladie qui nous occupe a été interprétée si diversement, elle a été rattachée à des lésions tellement différentes, que l'on ne sait vraiment plus aujourd'hui ni ce qu'elle est en elle-même, ni ce qu'elle doit signifier au point de vue du diagnostic des affections avec lesquelles elle coexiste. La fréquence du tremblement de l'iris, les circonstances au milieu desquelles il se produit, tout nous fait un devoir d'étudier scrupuleusement et la valeur des théories qui ont été proposées, et la signification véritable de ce phénomène. Le tremblement de l'iris est-il nécessairement lié à l'existence d'une amaurose? accuse-t-il dans tous les cas une lésion profonde des humeurs de l'œil? quand il se rencontre sur des sujets affectés de cataracte, contre-indique-t-il nécessairement l'opération, etc., etc.? Telles sont les principales questions que le chirurgien devra souvent s'adresser et dont la solution ne laissera pas que d'être fort importante, en éclairant sa pratique.

C'est en vain que l'on chercherait dans les auteurs des renseignements précis pour se former une opinion raisonnée sur le tremblement de l'iris, que l'on a désigné encore sous le nom de tremblotement, de vacillation, de flottement, d'ondulation ; la diversité même des opinions qui ont été émises, sur la maladie qui nous occupe, ici, atteste assez le peu de rigueur avec laquelle les observateurs ont procédé dans leurs recherches.

Des différentes théories du tremblement de l'iris, on peut mentionner les suivantes :

1° Plusieurs auteurs ont émis l'opinion que le tremblement de l'iris dépendait d'une atrophie partielle des humeurs de l'œil ; la coque oculaire ne se trouvant alors qu'incomplétement distendue, l'iris étant mal soutenu, dans les différents mouvements du globe, se trouvait naturellement déplacé par l'ondulation des humeurs elles-mêmes. Mais cette opinion n'est guère soutenable ; car, en examinant comparativement les deux yeux, lorsque, comme cela arrive fort souvent, l'affection n'existe que d'un côté, on ne constate aucune diminution dans le volume de l'œil malade ; et, en palpant également le globe oculaire, on reconnaît que la sensation de dureté est la même des deux côtés.

2° Le tremblement de l'iris a été rattaché à une lésion de la rétine ; or, comme il coexiste quelquefois avec l'amaurose, on a pu croire, en effet, qu'il résultait des désordres fonctionnels appartenant à cette maladie. Il n'en n'est rien cependant ; car la plupart des amaurotiques ordinaires n'offrent point ce tremblement de l'iris, et celui-ci peut très bien se rencontrer chez des sujets qui ne sont nullement atteints d'amaurose.

3° On a pensé également que le tremblement de l'iris reconnaissait pour point de départ une choroïdite, ou mieux une iritis chronique, qui aurait fini par altérer profondément la vascularité normale du parenchyme de l'iris. D'Ammon a surtout insisté sur cette variété de l'affection, à laquelle il a donné le nom d'iridodérose. Le fait est que, sur des sujets offrant, à la suite d'iritis, une diminution considérable de l'ouverture pupillaire, l'on rencontre parfois un flottement tout particulier de l'iris. Dans ces cas, l'iris a perdu toute sorte de contractilité par le fait des adhérences qu'il a contractées avec la capsule antérieure, par les exudations plastiques qui ont apparu , ou bien encore par la coarctation pupillaire elle-même. De plus, et comme conséquence presque nécessaire, le tissu de l'iris , ainsi plus étendu en surface, est naturellement aminci en proportion. Or, il faut tenir compte surtout de cette dernière disposition anormale pour expliquer le phénomène en question. Ce ne serait là, dans tous les cas, qu'une variété de tremblement de l'iris.

4° La paralysie de l'iris a été également invoquée par quelques auteurs comme cause de l'affection qui nous occupe ; ainsi on a pensé que, dans quelques variétés d'amauroses compliquées de tremblement de l'iris, celui-ci s'expliquait suffisamment par l'immobilité de la pupille, laquelle semblait traduire la paralysie irienne. Cette manière de voir n'est pas exacte, pour plusieurs raisons : la mobilité antéro-postérieure de l'iris est loin de se rencontrer dans toutes les amauroses avec dilatation continue des pupilles, d'abord ; puis il n'est en aucune façon établi que, dans les amauroses précitées, l'iris soit directement paralysé ; enfin, le tremblement s'observe sur des iris jouissant de toute leur contractilité normale. Cette explication est donc, encore, à rejeter, malgré l'autorité de Wardrop.

5° Observant le tremblement de l'iris sur des sujets doués de toute l'intégrité de leur vue, Middlemore n'avait pas dû regarder comme cause de cette maladie la paralysie de la rétine ; aussi invoqua-t-il une lésion directe de l'iris, dépendant d'une affection du ganglion ophthalmique ou des nerfs ciliaires. Mais quelle est cette affection? aurait-elle pour résultat de modifier la sensibilité de l'iris ? Je ne le pense pas assurément. Elle agirait donc sur la motilité de cet organe ; mais, encore, comment agirait-elle? en y abolissant tout mouvement de dilatation et de rétrécissement? Je ne puis l’admettre, puisque, comme nous l’avons déjà dit, l’iris affecté de tremblement est le plus souvent contractile. Serait-ce donc alors en modifiant simplement cette contraction, en la rendant irrégulière, saccadée ou incomplète; analogue, en un mot, à celle de quelques muscles locomoteurs, qui ne se contractent, chez certains sujets à demi paralysés, que par une sorte de tremblement général des membres? Mais cette explication, quelque rationnelle qu’elle paraisse, ne saurait être acceptée, puisque, si l’on étudie attentivement le mécanisme du tremblement de l’iris, on ne tarde pas à reconnaître que le phénomène du flottement de cette membrane ne se produit pas pendant la contraction ou la dilatation de la pupille, mais bien dans les divers mouvements imprimés au globe oculaire.

6° C’est en se fondant, surtout, sur la production du tremblement de l’iris pendant la contraction des muscles de l’œil qu’on a été conduit à considérer la diffluence de l’humeur vitrée comme la cause de cette lésion, qui ne serait plus, dès lors, que symptomatique. S’il en était réellement ainsi, l’importance du tremblement de l’iris deviendrait très grande. Supposez qu’il s’agisse d’opérer une cataracte offrant cette complication : n’est-il pas évident qu’il ne serait pas indifférent, alors, d’employer telle ou telle méthode, et que l’extraction devrait tout d’abord être exclue? Mais le tremblement de l’iris ne saurait reconnaître pour point de départ, unique du moins, la diffluence de l’humeur vitrée Il se rencontre, en effet, dans une foule de circonstances où cette prétendue dissolution ne saurait être admise; et, dans tous les cas où celle-ci existe, elle ne se rencontre pas seule, ainsi que nous l’établirons plus loin.

Après avoir critiqué, en détail, les explications plus ou moins rationnelles qui ont été proposées pour rendre compte du tremblement de l’iris, nous pensons que la meilleure manière de les réfuter toutes, en masse, est maintenant de tracer de la maladie un tableau général qui fasse suffisamment comprendre et les causes, et la marche, et les complications diverses de l'affection qui nous occupe. Alors, mais alors seulement, nous serons, logiquement, en mesure, de livrer, à notre tour, la théorie que nous nous sommes faite sur le mode de production du tremblement de l'iris.

Étiologie. — Le tremblement de l'iris peut exister à l'état de simplicité, ce qui est assez rare ; car, si l'on se reporte à une période de temps donnée, l'on apprend souvent que le malade a reçu un coup plus ou moins violent sur le globe oculaire, et que c'est à dater de cette époque que le tremblement a été reconnu. Dans d'autres cas, ce sont des opérations pratiquées sur l'œil qui auront produit un flottement de la membrane iris. Le broiement, l'abaissement de la cataracte, plus rarement son extraction, entraînent souvent après eux l'accident qui nous occupe. Quelquefois ces différentes causes ont en même temps amené dans l'œil d'autres désordres qui sont autant de complications de la maladie première. Ainsi les coups, les opérations pratiquées sur l'œil, produiront parfois la paralysie de la rétine ; on dira alors que le tremblement de l'iris implique l'amaurose ; pourtant il n'en n'est rien, comme nous le verrons par la suite ; car ce sont là deux maladies distinctes et fort indépendantes dans leur pathogénie. J'ai vu le tremblement de l'iris, accompagné de mydriase, avec intégrité des fonctions visuelles : un coup de poing sur l'œil lui avait donné naissance Enfin, on peut encore l'observer comme une complication des cataractes capsulaire, lenticulaire, et, pour le dire en passant, ce sont là des accompagnements assez fréquents du tremblement de l'iris, et qui se développent d'ailleurs sous l'influence des mêmes causes que lui. Mais le tremblement peut coexister également avec des cataractes développées spontanément, c'est-à-dire en l'absence de cause traumatique ; dans ce dernier cas, l'altération de l'appareil cristallinien nous paraît être le point de départ de la mobilité anormale de l'iris.

Disons à l'avance, sans pourtant anticiper sur ce qu'il nous reste à exposer, qu'il est à peu près indispensable, pour que cette complication du côté de l'iris ait lieu, que la cataracte soit molle, très molle. Tous les chirurgiens ont observé le tremblement de l'iris dans ces cas, et, pour le dire en passant, si celui-ci se rencontre assez volontiers chez les jeunes sujets, cela tient sans doute à la nature même des cataractes, qui sont le plus souvent laiteuses à cette époque de la vie. Veut-on maintenant réfléchir un instant au mode d'action des différentes causes que nous venons de signaler, on verra qu'il se résume dans un mécanisme qui est à peu près le même pour chacune d'elles ; on se convaincra, en un mot, que la cause productrice du tremblement de l'iris doit agir en modifiant soit la contexture, soit la manière d'être de l'appareil cristallinien.

Symptômes. — L'expression même sous laquelle l'on désigne la maladie en indique suffisamment les caractères. Le symptôme pathognomonique du tremblement de l'iris, c'est le tremblement de cette membrane ; rien de plus simple.

Cependant il y a des signes différents dans cette affection ; ainsi, quelquefois, il faut examiner l'œil avec le plus grand soin, il faut successivement le faire tourner dans différents sens, et cela avec une certaine brusquerie pour constater quelques oscillations à peine perceptibles. Ces oscillations peuvent se rencontrer sur toute l'étendue de la membrane irienne, aussi bien à sa grande qu'à sa petite circonférence. Le plus habituellement, néanmoins, elles sont plus prononcées dans la moitié inférieure de l'iris qu'à sa moitié supérieure. J'ai vu quelques sujets affectés, les uns d'une variété de tremblement portant plus spécialement sur la partie pupillaire de l'iris, les autres d'une autre variété qui affectait, d'une manière plus prononcée, sa circonférence ciliaire ; mais, dans ce dernier cas, le bord interne de l'iris adhérait, par un point de sa circonférence, à la face postérieure de la cornée. Quoi qu'il en soit de ces circonstances particulières, lorsque le tremblement est très prononcé, l'on voit pendant le plus léger mouvement du globe oculaire des déplacements en avant, des déplacements en arrière, qui se succèdent souvent, de telle sorte que la partie externe de l'iris est portée en arrière pendant que sa partie interne l'est en avant. Ce sont là des espèces d'ondulations fort curieuses à examiner. Et, malgré tout cela, l'iris se contracte et se dilate alternativement, et la vision est intacte, s'il n'existe pas de complications.

Un sujet affecté d'un tremblement de l'iris très prononcé a offert quelque chose de particulier dans sa manière de voir les objets : ainsi, lui présentait-on à examiner un corps du volume d'un œuf, par exemple, en l'engageant à fixer ce corps, en maintenant les yeux immobiles, il le voyait très distinctement et dans toutes ses parties ; mais venait-il à imprimer à ses yeux quelques légers mouvements propres à produire le tremblement, sans pourtant quitter l'objet de vue, alors, chose remarquable, il n'y avait plus de distincte que la partie centrale du corps examiné, et sa circonférence paraissait comme masquée par une sorte de nuage ondulant.

Si l'on instille de la solution de belladone dans un œil affecté de tremblement de l'iris, la pupille se dilate absolument comme si l'on agissait sur un œil à l'état normal, et, malgré cet état de dilatation, le tremblement persiste au même degré.

Le tremblement de l'iris peut exister des deux côtés ; cela a même lieu assez fréquemment quand il reconnaît pour cause une double opération de cataracte. Sauf ce cas particulier, cette affection ne se rencontre guère que sur un seul œil.

Marche. — Le tremblement de liris peut ainsi durer toute la vie, en restant toujours ce qu'il était au début et sans apporter, d'ailleurs, de perturbations sérieuses dans l'exercice de la vision. Cependant, sa guérison spontanée est loin d'être impossible; j'ajouterai même qu'elle s'observe fort souvent après l'opération de la cataracte. Ainsi, dans les premiers jours qui suivent l'abaissement, l'ondulation de l'iris est parfois très marquée, et, quelques jours après, on ne la rencontre plus. Comment comprendre ce changement? Toutes les explications données par les auteurs sont insuffisantes. Voici ce qui se passe alors.

Par le fait de l'action de l'aiguille, convenablement dirigée, la capsule antérieure est partiellement détruite dans sa continuité, le cristallin est déplacé, la capsule postérieure s'est ouverte également pour livrer passage à la lentille; l'humeur vitrée a reflué en quantité à peu près égale au volume du cristallin dont elle est venue occuper la place. Or, c'est cette continuité non interrompue de l'humeur vitrée avec la face postérieure de l'iris qui transmet à celui-ci les déplacements instantanés résultant des pressions exercées par les muscles droits de l'œil. Plus tard, la partie du corps vitré qui occupait la place du cristallin est résorbée, parce qu'il est dans ce lieu une sorte de corps étranger; la fenêtre, faite à capsule postérieure, s'oblitère en se cicatrisant; la continuité, une fois rétablie, la capsule postérieure se rapproche davantage de l'iris, qu'elle atteint même quelquefois, comme je l'ai indiqué déjà dans mon travail sur les *cataractes secondaires.* — *Voy.* des *catar. second.*, 1843. — Cette membrane devient donc une sorte de diaphragme qui s'oppose efficacement à la transmission à l'iris de l'espèce de pression saccadée que le corps vitré subit de la part des puissances musculaires qui meuvent l'œil; et, par suite, le tremblement de l'iris n'existe plus. Mais en est-il autrement, la capsule postérieure a-t-elle été, comme l'antérieure, largement déchirée et presque complétement détruite? alors on ne peut guère espérer de voir le tremblement de l'iris disparaître jamais; le plus souvent, en effet, il persiste en quelque sorte indéfiniment.

Pronostic. — On a eu tort de dire que le tremblement accusait des altérations graves de l'œil; sans doute, il se rencontre avec des lésions de l'appareil cristallinien souvent incurables; mais sont-elles toujours incompatibles avec le libre exercice de la vision? Non assurément. La gravité du tremblement de l'iris se tire donc exclusivement de ses complications accidentelles, mais non nécessaires; et celles-ci, il faut le dire, ne sont pas aussi fréquentes qu'on a voulu l'insinuer. Considéré en lui-même, le tremblement de l'iris n'est pas une maladie sérieuse.

Traitement. — Il résulte de tout ce qui précède que le tremblement de l'iris ne saurait par lui-même réclamer de traitement spécial. Phénomène presque toujours développé sous l'influence d'une lésion de l'appareil cristallinien, la maladie secondaire que nous venons d'étudier est liée en quelque sorte à la manière d'être du désordre qui l'a déterminée; celui-ci vient-il à se réparer, ou, tout au moins. à se rapprocher de l'état normal par rapport à l'action qu'il peut exercer sur l'iris, bientôt on voit ce diaphragme recouvrer son mode de contractilité physiologique et ne plus offrir les ondulations caractéristiques. Mais, étudié en lui-même, le tremblement de l'iris nous paraît incurable, et c'est à tort, selon nous, qu'on a voulu diriger contre lui la série des moyens excitants préconisés par quelques ophthalmologistes.

Théorie du tremblement de l'iris.

Que l'iris soit contractile ou ne le soit pas, son flottement peut néanmoins se manifester; de plus, le degré de dilatation ou de resserrement de la pupille ne paraît pas avoir d'influence bien marquée sur l'étendue du tremblement, celui-ci ne s'observant pas pendant l'action contractile ou rétractile de la pupille, mais seulement pendant les différents mouvements imprimés au globe oculaire par les muscles droits de l'œil. En général, on peut établir que le degré du tremblement est proportionnel à l'étendue et à la rapidité du déplacement imprimé par les muscles en question. Le tremblement de l'iris n'est en aucune façon lié à des désordres organiques ou fonctionnels de la rétine; quand il existe avec une amaurose, c'est un état complexe ; mais il n'y a pas entre ces deux affections de rapport de causalité, tandis que les modifications importantes imprimées à tout l'appareil cristallinien paraissent amener dans un très grand nombre de cas le tremblement de l'iris : témoins les contusions sur l'œil, suivies si souvent de cataractes capsulaires, les opérations de cataractes par abaissement, etc.

L'iris, privé de la triple cloison qui le séparait de l'humeur vitrée, la capsule antérieure, le cristallin, la capsule postérieure, se trouve en contact immédiat avec le corps vitré, et c'est cette humeur qui va lui transmettre les ondulations dont elle est agitée pendant les mouvements de l'œil.

Les muscles droits s'insèrent, on le sait, assez près de la cornée; par conséquent, pour arriver là, ils ont dû, partant d'une origine à peu près commune, se réfléchir sur la convexité de la sclérotique au niveau du grand diamètre transversal de l'œil ; or, pendant la contraction synergique, mais souvent inégale, de ces muscles, l'humeur vitrée est pressée dans tous les sens ; mais comme elle n'a pas, après tout, une force de résistance très grande, et qu'elle manque en avant d'un soutien énergique, l'appareil cristallinien, elle tend à presser l'iris, et détermine bientôt dans cette membrane les oscillations qui se présentent à nous avec les caractères que nous lui avons assignés.

Ce sont donc réellement les ondulations imprimées à l'humeur vitrée par la contraction musculaire, plus ou moins saccadée, qui, se répétant dans l'iris, alors anormalement contigu, donnent naissance au tremblement caractéristique.

Maintenant, est-il indispensable que l'appareil cristallinien soit détruit complétement pour que le tremblement de l'iris puisse avoir lieu? Non, sans doute; car supposez que le cristallin soit lui-même diffluent, comme cela se rencontre dans certaines cataractes, alors cet organe, étant dans les mêmes conditions de fluidité que l'humeur vitrée, transmettra, comme celle-ci à l'iris, les vibrations moléculaires qui lui auront été imprimées.

Telle est la doctrine étiologique que je professe, depuis quinze ans, sur le tremblement de l'iris. — *Voy. Journ. des Conn. médico-chir.*, 1844, *p.* 99. — Je la croyais même tout à fait mienne, lorsque en parcourant, depuis, le *Traité de la Cataracte,* de Wenzel, qui a paru en 1786, j'ai retrouvé, dans une note — page 139 — l'idée-mère que je viens de développer. « La cause de ce mouvement singulier — de l'iris —, et qui est indépendant, dit Wenzel, de celui de contraction et de dilatation de cette membrane, pourrait être due, en grande partie, à l'absence du cristallin et à ce que l'iris est alors moins soutenu. »

La théorie que nous venons de développer dans ce mémoire ne fera que gagner, par conséquent, en autorité, grâce à l'appui de Wenzel.

SUR

LA

RUPTURE SPONTANÉE

VOIES LACRYMALES

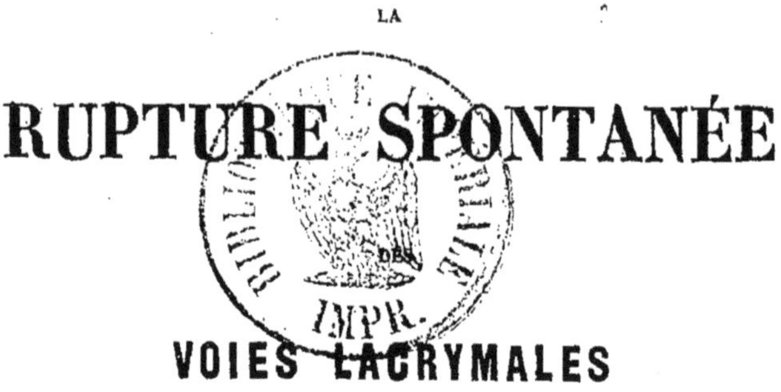

Cette maladie des voies lacrymales, sur la quelle j'ai déjà, plusieurs fois, appelé l'attention des praticiens, était restée à peu près inconnue jusque dans ces derniers temps. La rupture spontanée de l'un des points des voies lacrymales, et plus particulièrement des conduits qui aboutissent au sac, constitue son caractère fondamental. Mais le fait de la solution de continuité dont nous venons de parler serait par elle-même sans importance réelle, si les larmes qui s'échappent au dehors n'amenaient dans les tissus environnants des désordres particuliers et variables dans leurs manifestations.

Les larmes, en effet, plus ou moins déviées de leur cours normal, vont s'accumuler dans le tissu cellulaire environnant et former, tout d'abord, une variété de tumeur lacrymale que l'on pourrait nommer *tumeur lacrymale extra-kystique.*

Mais les larmes sont loin de constituer, à elles seules, toute la tumeur ; on trouve là, comme dans la tumeur lacrymale proprement dite, arrivée au deuxième et au troisième degré, un mélange de larmes et de pus. Le pus est, bien entendu, consécutif à la présence des larmes ; et c'est à leur action irritante sur le tissu cellulaire ambiant qu'est due sa formation.

La véritable tumeur lacrymale a un siége fixe et invariable qui n'est autre que le siége même du sac lacrymal distendu et plus ou moins déformé. La tumeur lacrymale extra-kystique, au contraire, peut se rencontrer un peu partout autour de l'orbite : à la paupière supérieure, à la paupière inférieure et vers la région naso-faciale ; comme l'infiltration urineuse, l'infiltration lacrymale se laisse guider dans sa marche par la disposition même des tissus cellulo-fibreux avec lesquels elle se trouve en rapport.

Cependant, lorsque la maladie est déjà ancienne, ces tissus, étant profondément modifiés par les inflammations successives provoquées par les larmes, des tissus de nouvelle formation viennent, en quelque sorte, régulariser le cours des liquides sécrétés, et cet état anormal peut durer très longtemps. Il s'établit, en définitive, une ou plusieurs fistules lacrymales susceptibles de devenir permanentes, tout en s'accompagnant de désordres dont la gravité ne saurait être mise en doute en présence des exemples que nous allons rapporter. (Voy. Obs. IIIe et IVe.)

Le diagnostic raisonné de l'affection qui nous occupe n'est pas des plus faciles à exposer, car il ne s'agit pas, dans l'espèce, d'une affection toujours dessinée de la même manière, c'est-à-dire à caractères constants. D'ailleurs, la maladie, en elle-même, est constituée par une solution de

continuité que l'on ne peut pas voir ; ce sont, par conséquent, les complications propres à cette rupture qu'il nous
est donné de reconnaître à leur simple aspect ; et ces complications varient nécessairement selon une foule de circonstances. Donc, pour diagnostiquer un tumeur lacrymale extra-kystique, il est bon de l'avoir déjà observée et
reconnue ; mais, avant tout, il faut savoir que cette affection existe réellement, et s'être familiarisé avec ses principaux symptômes.

Abandonnée à elle-même, la rupture des conduits lacrymaux ne laisse pas que de présenter une gravité relative
qui n'est pas à dédaigner. Une de nos malades, avant d'être
soumise à l'opération, a eu vingt-cinq ou trente érysipèles
de la face ; et comme plusieurs fois le cuir chevelu a été
envahi par l'inflammation, il en est résulté des accidents
assez graves pour menacer sa vie.

Des complications d'une nature différente se sont pro-
duites sur un autre de nos opérés : la peau de la région
naso-faciale a été, en grande partie, désorganisée à la suite
d'inflammations successives et très rapprochées l'une de
l'autre, et la paupière inférieure détruite dans le tiers interne de son bord libre.

Le pronostic de la rupture spontanée des conduits lacrymaux, abandonnée à elle-même, ne laisse donc pas que
d'être assez grave, tandis que, traitée comme elle doit
l'être, cette affection reste des plus curables.

Le traitement que nous mettons en usage dans ce cas
particulier est celui de la tumeur lacrymale proprement
dite. Ici, comme là, nous ne nous adressons pas directement
à la maladie elle-même, mais nous arrivons au même résultat en plaçant l'appareil lacrymal dans des conditions
nouvelles et incompatibles avec la reproduction de la maladie.

Pour exciser les conduits lacrymaux, il suffit de la pince palpébrale et de notre blépharotome.

Fig. Ire.   Fig. IIe.   Fig. IIIe.

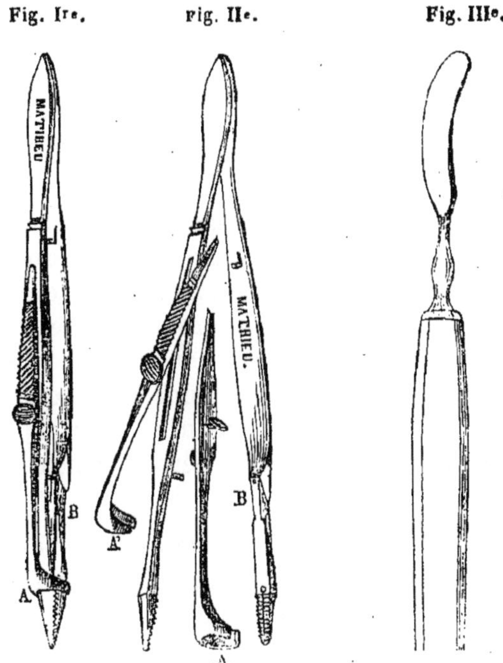

Fig. Ire. — Pince palpébrale, dont les deux branches, *A* et *B*, sont rapprochées par la tige annulaire mobile.

Fig. IIe. — Pince palpébrale, dont les différentes pièces, *A*, *A* et *B*, sont vues isolément.

Fig. IIIe. — Blépharotome exécuté par M. Mathieu.

Il n'y a pas de règles particulières à suivre pour obtenir la disparition ultérieure de la tumeur extra-kystique ; ce n'est que dans quelques cas exceptionnels qu'une injection iodée pourrait être indiquée. Le foyer purulent, une fois sa cause productrice enlevée, a, par lui-même, une tendance naturelle à marcher vers la guérison.

Nous avons dit, en commençant, que la rupture spontanée des voies lacrymales portait, tantôt sur les conduits et tantôt sur le sac. A dire vrai, c'est, selon nous, la rupture des conduits qui donne, surtout, à l'affection actuelle sa physionomie propre et tout à fait distincte, car la rupture spontanée du sac est confondue, le plus souvent, avec la tumeur lacrymale proprement dite. En effet, la solution de continuité ayant lieu, par exemple, à la partie antérieure du sac, les larmes s'écoulent librement à l'extérieur, et sans infiltration préalable, dans le tissu cellulaire environnant. Il n'en résulte, par conséquent, ni une tumeur lacrymale proprement dite, ni une tumeur lacrymale extra-kystique, mais bien une fistule donnant issue aux larmes. Cette fistule, due à une rupture spontanée du sac, ne diffère de la fistule lacrymale ordinaire qu'en ce que la fistule lacrymale ordinaire est toujours la conséquence d'une tumeur plus ou moins ancienne, tandis que la fistule consécutive a une rupture spontanée, se forme de suite et sans avoir été précédée du développement d'une tumeur.

Comme les cas de rupture spontanée des voies lacrymales ne sont pas très communs, les suivants méritent par conséquent de fixer notre attention :

Obs. Ire. — Le 17 octobre 1847, mon bon ami le Dr Alphonse Besirabode, m'adressa M. Garaud. Cet homme, âgé de soixante-six ans, jouit habituellement d'une bonne santé, et n'a jamais rien éprouvé du côté de la vue, excepté depuis trois mois.

A cette époque, l'œil droit devint rouge, douloureux, larmoyant; la paupière inférieure était tuméfiée, et son bord libre renversé en dehors. Le malade n'a pas remarqué que la narine droite fût plus sèche que celle du côté opposé. Examen fait de l'état des parties, je constate :

Une tuméfaction comme fongueuse de la conjective palpébrale inférieure, dans sa moitié interne spécialement; il en résulte que l'ectropion est plus prononcé du côté du grand angle de l'œil que du côté externe.

Le point lacrymal inférieur est dévié en dehors, et lorsqu'on presse avec la pulpe du doigt vers l'angle interne de l'orbite, il donne issue à une certaine quantité de matière purulente.

Tout à fait vers l'angle interne de la paupière, un peu au-dessous du niveau du point lacrymal inférieur et en regard de la commissure, existe un orifice fistuleux très petit. Cette ouverture cutanée est arrondie, sans boursouflement ni rougeur; elle a l'étendue d'un point lacrymal ordinaire, et laisse suinter par intervalles un liquide transparent analogue aux larmes.

A l'aide d'un stylet très fin, on arrive par cette fistulette dans une cavité formée aux dépens des tissus de la paupière inférieure et capable de loger une amande ordinaire. Apiès plusieurs tentatives modérées, on peut, sans rompre aucune partie intermédiaire, faire ressortir le stylet par le point lacrymal inférieur. Le même stylet, introduit d'abord par le point lacrymal inférieur, ressort également, après avoir surmonté les mêmes obstacles, par la fistule cutanée sus-indiquée.

Il n'existe aucun signe de tumeur lacrymale. La conjonctive palpébrale est injectée, mais les tissus propres de l'œil sont à l'état normal.

Le traitement a d'abord consisté en injections détersives et astringentes faites avec la seringue d'Anel par le point lacrymal inférieur ; en collyres d'huile camphrée, puis de chlorure de sodium. J'avais prescrit également au malade d'exercer de temps en temps une légère pression sur la base de la paupière pour vider le clapier de matière purulente qui séjournait dans son intérieur. Mes conseils furent ponctuellement suivis.

Le 2 décembre, il n'existe plus de gonflement à la paupière, plus d'ectropion; la muqueuse palpébrale est à l'état à peu près normal; il n'y a plus d'épiphora habituel; les paupières sont encore collées entre elles le matin. De temps en temps il sort encore un peu de matière purulente par le point lacrymal inférieur. En pratiquant le cathétérisme de la manière que nous avons indiquée plus haut, il est facile de se convaincre que le stylet pénètre dans une cavité beaucoup plus petite qu'elle n'était au début du traitement. La fistule persiste d'ailleurs avec les mêmes caractères.

Le 15, il est survenu, sans cause appréciable, un nouveau gonflement de la paupière; une assez grande quantité de pus s'est accumulée dans la cavité non encore cicatrisée du premier abcès; quelques-uns des symptômes que nous avons déjà indiqués apparaissent de nouveau. Cependant je parvins à faire évacuer complétement la matière purulente par le point lacrymal, à l'aide d'une pression modérée pratiquée vers la base de la paupière inférieure et du côté du grand angle de l'œil.

Le 22, pour en finir définitivement avec cette affection des voies lacrymales qui était jusqu'à présent bien améliorée, il est vrai, mais non guérie d'une manière définitive, car la fistule persistait toujours, et il survenait de temps en temps une rétention de pus dans la cavité encore persistante de l'abcès palpébral communiquant avec le conduit des larmes, je me décidai à pratiquer la petite opération que je vais indiquer.

J'introduisis, à plusieurs reprises, un stylet rougi à blanc, tantôt par le point lacrymal, tantôt par la fistule, et, lui faisant parcourir toute l'étendue qui séparait ces deux extrémités, je parvins à cautériser assez profondément et le conduit normal des larmes et la cavité anormale dont nous avons parlé.

On comprend le but que je voulais atteindre; c'était de supprimer, par le travail adhésif qui devait suivre la chute de l'escarre, une portion du conduit lacrymal inférieur, et, par le même moyen, provoquer la cicatrisation du cul-de-sac avec lequel ce conduit était en communication.

Le 15 janvier 1848, ce résultat a été obtenu. M. Garaud est venu me revoir à diverses époques, et il m'a été facile de reconnaître qu'il n'existait plus de traces de l'affection pour laquelle il avait réclamé mes soins. La fistule est cicatrisée; le point lacrymal n'est plus représenté que par un petit boursouflement au centre duquel est une dépression; le conduit paraît oblitéré, car il est impossible de faire pénétrer un stylet, quelque fin qu'il soit, dans la direction connue de son trajet. La base de la paupière est à l'état normal, et rien n'indique qu'il xiste dans ce point une collection de liquide. Le bord palpébral n'est plus dévié; à peine s'il existe encore quelques vestiges d e lépharite sur la conjonctive palpébrale inférieure.

Un conduit lacrymal ne pouvant plus remplir ses fonctions, il était naturel de s'assurer de l'influence que cette
circonstance pourrait exercer sur le cours des larmes. Or,
ce que j'avais prévu est arrivé : il n'est pas survenu d'épiphora ; le conduit lacrymal supérieur suffit au passage des
larmes dans le sac ; ce n'est que d'une manière exceptionnelle, et seulement lorsque le malade s'expose à une vive
lumière, que l'œil devient un peu larmoyant.

Obs. II. — M. G...., manufacturier à Mouy, âgé de quarante
ans environ, vint me consulter, à la fin d'août 1855, pour une
fistule lacrymale de l'œil droit.

Cette affection remonte à six mois seulement, et elle n'a pas
été précédée de tumeur appréciable vers le grand angle de l'œil.
La narine droite est plus sèche que la gauche, et l'œil du côté
malade est sans cesse larmoyant ; il s'enflamme, en outre, de
temps en temps, ce qui empêche M. G... de se livrer à ses travaux ordinaires, et le décide à se confier à mes soins.

Le 3 septembre, je pratique l'ablation de la glande lacrymale
sans difficulté ; réunion avec deux serres fines.

Le 6, ablation des serres-fines ; réunion immédiate parfaite :
ecchymose bi-palpébrale.

Le 10, excision des conduits lacrymaux ; le malade quitte
Paris le même jour dans un état des plus satisfaisants.

Je revois le malade six semaines après ; la fistule est fermée,
le larmoiement à peu près nul ; néanmoins, le sac se distend encore de temps en temps par une certaine quantité de mucus mêlé
à des larmes. Je constate alors, ce qu'il était facile de deviner,
que le conduit inférieur est resté perméable ; j'excise de nouveau
ce conduit. La guérison fut dès lors définitive, et j'ai pu constater, lors d'un dernier voyage du malade à Paris, que non
seulement il n'existait plus de traces de la fistule lacrymale, mais
que l'œil restait tout aussi lubréfié par les larmes que celui du
côté opposé.

Le point le plus saillant dans cette observation, le seul
même digne d'intérêt et tout à fait caractéristique, c'est la

formation, d'emblée, d'une fistule lacrymale sans tumeur préalable. La rupture spontanée me paraît avoir eu pour siége la partie antérieure du sac lui-même, tandis que, dans l'observation précédente, la solution de continuité portait sur l'un des conduits.

Ce malade m'avait été adressé par mon très vieil ami le Dr Jules Cantrel, médecin à Mouy ; c'est encore à lui que je dois d'avoir pu observer le cas suivant, qui est des plus intéressants :

Obs. IIIe. — Mme Delaporte, de Saint-Félix, près Clermont, âgée de quarante et un ans, se présente à moi avec les antécédents que voici :

Il y a dix-sept ou dix-huit mois est apparue une petite tumeur vers l'angle interne de l'œil gauche; l'œil était en même temps larmoyant; il y a cinq mois environ, survinrent des accidents nouveaux, c'est-à-dire des érysipèles qui gagnaient le nez, la face, et plusieurs fois le cuir chevelu ; ils ont été si nombreux (25 à 30), que, pendant ces cinq derniers mois, madame D... a toujours été à peu près alitée ou convalescente. Sa vie a même été réellement en danger.

A l'examen de la malade, je constate les désordres suivants :

L'œil gauche paraît beaucoup plus petit que l'autre par la tuméfaction chronique des tissus palpébraux. Au niveau du grand angle de l'œil, et s'étendant assez loin dans le sillon naso-facial et vers la partie supérieure de la joue, existe une rougeur érysipélateuse de la peau, distendue et amincie; la pression permet de constater en haut, du côté de l'arcade orbitaire et au niveau du sac, une tuméfaction dure, rénitente, et qui résulte de l'inflammation phlegmoneuse du tissu cellulaire sous-jacent. Plus bas, au contraire, la sensation qu'éprouve le doigt explorateur ne permet pas de douter qu'il existe une périostite chronique développée par contiguité de tissu.

Quoi qu'il en soit, la pression exercée sur le sac fait refluer du muco-pus par le conduit lacrymal inférieur : la même pression exercée un peu plus haut fait refluer une certaine quantité de pus phlegmoneux par une petite ouverture fistuleuse, qui est située, non en regard du sac, mais bien entre le sac et l'orifice externe du conduit lacrymal supérieur.

Il est donc évident pour moi qu'il existe, dans le cas particulier, une tumeur lacrymale extra-kystique due à une fistule du conduit supérieur des larmes ; ce sont les larmes s'infiltrant dans le tissu cellulaire ambiant qui ont déterminé et cette inflammation phlegmoneuse si étendue et les érysipèles dont nous avons parlé.

Le 4 septembre 1855, je pratique l'ablation de la glande. Le pansement fut simple, et le résultat immédiat tout à fait satisfaisant.

Le 10, j'excisai les extrémités des conduits lacrymaux, et madame D... prit le chemin de fer du Nord pour retourner chez elle.

Plus tard, c'est-à-dire cinq semaines après l'opération, il m'a suffi d'exciser de nouveau l'extrémité du conduit lacrymal supérieur, qui était resté en partie perméable, pour achever la guérison ; celle-ci fut obtenue sans autre médication, et par le fait seul de la soustraction des tissus au contact des larmes.

Pendant quelque temps, l'espèce de clapier placé autour et au-dessus du sac, lequel fournissait, comme nous l'avons dit, la matière purulente qui s'écoulait par la fistulette palpébrale, a persisté à fournir du pus ; j'ai conseillé à la malade de presser souvent avec la pulpe du doigt sur la peau décollée, de manière à vider le plus vite possible cette espèce de foyer : ce moyen si simple a très bien réussi, et la fistulette a disparu d'elle-même.

Le 16 août, je revois Mme D..., guérie depuis longtemps. L'œil, qui était resté, pendant plusieurs mois, plus petit que l'autre, a repris à peu près ses dimensions naturelles ; il n'existe plus rien d'appréciable vers le grand angle de l'œil ; les orifices des conduits sont et demeurent oblitérés ; la cicatrice linéaire, qui résulte de l'ablation de la glande, est cachée par l'arcade orbitaire et à peine perceptible. L'œil reste humecté et lubréfié par les larmes provenant des granulations lacrymo-palpébrales. Il est, par conséquent, dans les mêmes conditions que son congénère.

En résumé, voilà un bien beau résultat obtenu par une opération très simple, la seule d'ailleurs qu'il eût été possible de mettre en usage dans le cas particulier. Ce résultat est d'autant plus digne de fixer l'attention des hommes sérieux, que, depuis bientôt trois ans, il n'a pas cessé d'être le même; car j'ai revu dernièrement — 19 juin 1858 — Mme D... avec le Dᵣ Jules Cantrel, et nous avons pu constater tous les deux sa guérison absolue et définitive.

Obs. IV. — M. F..., de Pontarlier (Doubs), âgé de 40 ans, m'a été adressé, le 20 mai dernier, par notre excellent confrère, le docteur Crètin. Sa maladie remonte à dix années; elle n'a cessé, depuis lors, de faire des progrès lents mais continus. Toutefois, dans ces six derniers mois, elle a pris un caractère de gravité tel, que le malade s'est décidé à venir consulter à Paris. — Voici l'état dans lequel je trouve, à mon premier examen, l'appareil oculo-palpébral droit :

La paupière supérieure est intacte; la paupière inférieure, au contraire, a subi des changements notables; elle est renversée très sensiblement en dehors par un développement hypertrophique de sa muqueuse, d'une part, et, d'une autre part, par un tissu cicatriciel qui remplace son tissu cutané, détruit dans une certaine étendue. Cet ectropion, survenu depuis cinq à six mois, constitue, à lui seul, une difformité fort désagréable.

En outre, le tiers intime de cette même paupière inférieure est complétement désorganisé, vers son bord libre; il n'y a plus traces de cils, de muqueuse, de cartilage tarse; à la place de tout cela, on rencontre un tissu vasculaire et comme fongueux qui se continue, sans ligne de démarcation bien prononcée, avec la peau environnante, elle-même plus ou moins altérée. En effet, au niveau du sillon naso-facial, et dans une étendue verticale

qui va de la commissure interne des paupières à l'aile du nez,
la peau est profondément modifiée dans sa structure; elle est
amincie et vascularisée ; çà et là, se rencontrent des traces de
cicatrices ayant succédé à de petits abcès; elle a perdu toute
mobilité par la destruction du tissu cellulaire sous-jacent; de
plus , elle devient, de temps en temps, le siége d'une sorte
d'éruption eczémateuse, à laquelle succèdent des croûtes comme
écailleuses.

La commissure interne n'existe plus; elle est remplacée par
une ulcération médiocrement profonde, mais assez large pour
loger une lentille.

Un trajet fistuleux qui paraît placé plus en dehors que le
conduit lacrymal, aboutit à la paupière inférieure. Il est d'ailleurs
assez large pour permettre l'introduction d'un stylet assez gros.
Ce stylet, dirigé de haut en bas, ne pénètre pas dans le sac lacrymal, ni par conséquent dans le canal nasal, mais il glisse
dans une sorte de clapier formé par la peau décollée, çà et là,
occupant les 2/3 supérieurs du sillon naso-facial; ses limites
sont d'ailleurs assez bien accusées par l'altération subie par la
surface cutanée elle-même.

Le 21 mai 1858, j'excise les conduits lacrymaux supérieurs et
inférieurs, et d'un coup de ciseaux j'enlève le bourrelet muqueux
existant à la face interne de la paupière inférieure.

Les soins consécutifs que j'ai donnés à **M. F...**, pendant son
séjour à Paris, ont été ensuite assez simples ; nous avons eu recours à quelques cautérisations au nitrate d'argent, pratiquées
soit à la face interne de la paupière inférieure pour régaliser le
travail de cicatrisation, soit sur la plaie ulcéreuse de la commissure interne. J'ai fait aussi quelques scarifications sur la
peau palpébrale pour modifier son mode de vitalité; des embro-
cations d'huile phosphorée, d'après ma formule (*voy*. page 108),
et des injections de teinture pour remédier au décollement de la
peau, ont utilement concouru à la guérison qui était complète
après un mois de traitement.

La puissance de l'art, lorsque le diagnostic est précis et
la thérapeutique raisonnée, ne saurait être méconnue dans
le cas que nous venons de rapporter. Voici, en effet, une

affection qui dure depuis dix ans, en faisant de continuels progrès, et dont nous triomphons en quelques jours et avec le secours de moyens bien simples. Cependant, toutes les médications mises en usage, précédemment, avaient échoué; on avait cru à une maladie spéciale de la peau; on avait craint même une affection cancroïde; on avait prescrit, en conséquence, des pommades de toute espèce et une préparation arsénicale à l'intérieur; or, le mal n'avait pas cessé de s'étendre de plus en plus.

On aura, sans doute, fait la remarque, en parcourant les observations qui précèdent, que deux de nos malades avaient subi l'extirpation de la glande lacrymale, en même temps que l'excision de la partie antérieure des conduits. C'était alors, en effet, notre pratique générale. Depuis, nous avons été amené par l'expérience à simplifier davantage notre mode de traitement de la tumeur et de la fistule lacrymale, ainsi qu'on l'a vu plus haut. (*Voyez* page 9.)

DE L'EFFICACITÉ

DE

LA MÉTHODE SUBSTITUTIVE

DANS LES AFFECTIONS DES YEUX.

Les agents thérapeutiques qui forment la méthode substitutive ne sont autres que des substances dites irritantes, lesquelles provoquent, avec plus ou moins d'activité, le développement d'une inflammation dans les tissus normaux avec lesquels elles sont mises en contact.

Mais il faut établir une distinction capitale entre l'action d'un médicament appliqué sur un organe qui est à l'état normal et l'action qui résulte du même médicament appliqué sur un tissu malade. En effet, le rapport mystérieux qui existe entre les propriétés physiques d'une substance et les propriétés physiologiques de l'un de nos tissus est rompu par la maladie; de telle sorte que, dans l'état pathologique, l'action d'un médicament est souvent tout autre que dans l'état normal de l'économie.

Je vais plus loin, et j'ajoute que, dans la méthode substitutive, par exemple, cette idée d'une inflammation artificielle qui vient remplacer, au grand avantage du malade, l'inflammation ancienne, n'est peut-être qu'une expression très superficielle du problème thérapeutique qui s'offre à notre observation.

En effet, il me semble logique d'admettre qu'en dehors de son action irritante proprement dite, tel ou tel médicament jouit de propriétés thérapeutiques spéciales, lesquelles agissent dans certains cas isolément, et suffisent pour amener la guérison ; tandis que, dans d'autres circonstances, l'action de ces propriétés spéciales se trouve associée, et cela forcément, à cause de l'état morbide, à l'action irritante générale qui n'ajoute peut-être rien aux propriétés spéciales dont nous venons de parler.

Ainsi, voilà deux malades affectés, l'un d'une ophthalmie purulente, l'autre d'une kératite vasculaire chronique. Je traite ces deux malades par le même collyre ; le suivant, par exemple :

Eau distillée. . . . .   30 grammes.
Nitrate d'argent.   3   —

Ces deux malades guérissent, je suppose, également bien.

Or, voici ce qu'on a pu observer :

Le collyre irritant employé dans l'ophthalmie purulente a été toléré parfaitement bien ; loin d'ajouter à l'acuité de l'inflammation préexistante, les symptômes de celle-ci ont été en diminuant de plus en plus, et cela d'une manière très sensible ; la douleur produite par l'emploi du collyre est elle-même bien moins vive qu'elle ne l'eût été sur un œil sain.

Le même collyre irritant, instillé dans l'œil affecté de kératite vasculaire chronique, a produit une assez vive douleur, et bientôt est survenue une réaction inflammatoire qui a fait suspendre son emploi. Cependant, cette inflammation a fini par diminuer sous l'influence de moyens appropriés ; et, en définitive, après plusieurs tentatives analogues, répétées à différentes époques, la cornée a repris sa transparence, les vaisseaux qui rampaient dans la conjonctive cornéale ont disparu. La guérion est devenue complète comme dans le premier cas.

DES

OPHTHALMIES

PROVOQUÉES ET ENTRENUES

PAR

LE TRAVAIL DE LA 1re ET DE LA 2e DENTITION

Parmi les affections oculaires que l'on observe chez les jeunes sujets, soit d'un an à deux ans, soit de six à sept ans, les unes paraissent évidemment liées au travail d'évolution des vingt dents temporaires, les autres à l'apparition des vingt-huit dents permanentes.

Aussi, ce sujet, qui est loin d'être tout à fait nouveau, n'aurait-il pour beaucoup de praticiens qu'un intérêt secondaire, si nous ne visions dans ce travail à mieux fixer leur esprit sur l'origine des lésions oculaires qui surgissent dans ces différents cas et sur l'ensemble des moyens rationnels qu'il convient d'opposer à telle ou telle manifestation organo-pathique.

Les accidents qui apparaissent du côté des yeux à l'époque de la première et de la deuxième dentition sont plus ou moins analogues sans être néanmoins identiques : ce qui s'explique, selon nous, d'une manière suffisante, si l'on songe que, d'une part l'éruption dentaire n'est pas la même, et que, d'une autre part, elle se manifeste nécessairement à des âges différents et par conséquent dans les conditions organiques qui sont tout autres.

14

En effet, lors de la première pousse dentaire, les follicules sous-muqueux, déjà distincts au quatre-vingtième jour de la conception, d'après les recherches du docteur E. Magitot, ont, en se développant, à vaincre la résistance que leur oppose le tissu fibro-muqueux des gencives; or, c'est ce travail ulcératif, surtout lorsqu'il est provoqué par l'éruption simultanée de plusieurs dents, qui donne naissance aux affections des yeux en question.

A cette époque de la vie, c'est-à-dire de un à deux ans, le système vasculaire et le système nerveux sont des plus aptes, l'un à se congestionner, l'autre à se surexciter. De là ces affections oculaires dans lesquelles prédomine tantôt l'élément sanguin, tantôt l'élément nerveux.

A l'époque de la seconde dentition, c'est-à-dire de six à sept ans, l'état dynamique de l'enfant est déjà mieux dessiné; son tempérament, d'où découlent des aptitudes morbides spéciales, tend à s'accentuer de plus en plus ; ce qui explique la forme mieux arrêtée, le type plus distinct que nous offriront, à cet âge, les affections oculaires dont nous parlons.

Je ne saurais dire, d'une manière positive, si le travail de la deuxième dentition retentit plus souvent sur les yeux que celui de la première ; je n'ai pas fait de relevé statistique à cet égard ; en pratique, cette question n'a, d'ailleurs, qu'un intérêt secondaire.

Considéré, maintenant, en lui-même, le fait physiologique de l'évolution dentaire paraît rester le même dans les deux cas, en ce sens que si la seconde dentition trouve un terrain déjà préparé par la première, elle a, contre elle, le désavantage du nombre, puisqu'elle comprend vingt-huit dents au lieu de vingt.

Quoi qu'il en soit, un caractère général est surtout commun aux affections de la première et de la seconde dentition, c'est la tendance à la récidive, ou plutôt la répétition de la même maladie aux diverses périodes de l'évolution dentaire.

Cette répétition peut apparaître après une guérison complète comme elle peut survenir après une amélioration des plus évidentes. Or, l'examen des gencives rend facilement compte de ces rechutes, puisqu'on constate que le travail d'évolution dentaire achevé dans un point recommence dans un autre.

C'est en invoquant les mêmes motifs qu'on s'explique encore la tenacité de certaines maladies des yeux nées sous l'influence de la dentition, continues comme la dentition elle-même, passant d'un côté à l'autre, envahissant le plus souvent les deux yeux, et ne cessant qu'avec elle.

Pour nous, abstraction faite des formes diverses qu'elles affectent, les maladies des yeux, provoquées par la première et la deuxième dentition, ont une origine semblable, un point de départ qui est toujours le même : c'est, dans tous les cas, *une névralgie ciliaire provoquée par le travail d'évolution dentaire*, et liée, par conséquent, à son activité plus ou moins grande.

La névralgie ciliaire, nous l'avons répété bien souvent, joue un rôle très important en ophthalmologie. Ici, en particulier, nous allons la retrouver avec ses caractères si tranchés et ses influences si diverses. C'est, en effet, à ce point de vue qu'il importe d'étudier les divers états morbides de l'œil, liés au travail de la dentition; car dans chacun d'eux, a prédominé ou prédomine encore l'élément nerveux sous l'influence duquel ils sont apparus.

L'exploration forcée des yeux est facile chez les enfants, en utilisant dans ce but notre élévateur de la paupière supérieure et notre fixateur de l'œil; dès lors, le diagnostic devient possible; il devient même des plus faciles à établir. Aussi, est-ce à cette méthode nouvelle d'examen que nous devons les notions plus précises que nous possédons sur

les différents états morbides des yeux, nés sous l'influence de la dentition.

Ils peuvent se présenter sous trois formes distinctes ; que
nous allons décrire sous les noms de : 1° *lésion d'innervation* ; 2° *lésion de circulation* ; 3° *lésion de nutrition.*

1° *Lésion d'innervation.* — L'enfant est photophobe à un
degré très-prononcé et, néanmoins, rien n'explique cette
photophobie incoërcible. Tous les tissus de l'œil sont à l'é-
tat normal ; la conjonctive seule est congestionnée bien
plus qu'enflammée.

Cette photophobie essentielle ou plutôt symptômatique
de la névralgie ciliaire, constitue donc toute la maladie ;
il est bon de le savoir, il importe surtout de ne pas l'oublier
lorsqu'on a à prescrire une médication appropriée à la
maladie.

2° *Lésion de circulation.* — C'est sous les formes de
conjonctivite avec injection plus ou moins développée, de
conjonctivite avec sécrétion muqueuse, et même de conjonctivite avec secrétion puriforme que se montre la lésion
de circulation, provoquée par la névralgie ciliaire. Il existe
toujours de la photophobie, mais elle est parfois moins
prononcée dans le cas actuel que dans le précédent.

3° *Lésion de nutrition.* C'est sur la cornée qu'elle porte
exclusivement, tout en se manifestant sous des formes distinctes qui constituent autant d'espèces différentes de kératites.

Quelle que soit cette forme, l'affection de la cornée reste, ici, tout particulièrement rebelle à nos moyens thérapeutiques, tant que l'évolution dentaire n'est pas terminée,
nouveau motif à l'appui de ce que nous avons déjà dit
touchant l'origine de la maladie.

Deux espèces de kératopathies sont surtout fréquentes
pendant le travail d'évolution dentaire : ce sont la kératite
plastique et la kératite ulcéreuse, soit que la kératite ulcé-

reuse ait débuté d'emblée, soit qu'elle ait succédé, comme cela a lieu souvent, à la kératite plastique.

La tendance à la chronicité, et la tendance plus grande encore au passage de la maladie d'un œil à l'autre, sont des caractères importants à enregistrer, car je ne les ai rencontrés, dans aucun cas, aussi prononcés que dans les circonstances actuelles.

Nous avons indiqué plus haut le véritable point de départ de ces affections oculaires qui viennent compliquer le travail de la première et de la deuxième dentition, en lui assignant pour siége le système nerveux ciliaire.

Or, cette névralgie ciliaire avec toutes les conséquences qui lui sont inhérentes lorsqu'elle récidive et prend les caractères de la chronicité, peut avoir pour les jeunes sujets, plus particulièrement à l'époque de la seconde dentition, une terminaison beaucoup plus grave que les différents états morbides dont nous avons parlé plus haut : photophobie, conjonctivite et kératite ; elle peut donner naissance à l'affection glaucômateuse. Ce glaucôme ou cette amaurosè organique se présente ici avec ses principaux caractères ; c'est-à-dire qu'il existe une lésion organique de l'œil, portant plus particulièrement sur la cornée, en même temps qu'une lésion dynamique prédominante, suffisamment accusée par le trouble fonctionnel de la rétine.

Il n'y a pas à s'y méprendre, car l'état matériel de l'œil est loin de pouvoir rendre compte de son état fonctionnel, même en faisant abstraction des caractères généraux qui appartiennent en propre à l'amaurose organique ou glaucomateuse.

Cette terrible affection, que l'on pourrait nommer *glaucoma infantilis*, ne survient pas indifféremment chez tous les sujets dont les yeux, néanmoins, ressentent plus ou moins le contre-coup de la pousse des dents. Il faut une prédisposition particulière inhérente au système nerveux, mais dont la nature nous échappe, pour favoriser son développement.

Le *glaucoma infantilis* n'est pas, d'ailleurs, une maladie exclusivement propre à l'espèce humaine. « Quiconque a
» vu croître des chevaux, ou tous autres animaux, dit
» M. U. Leblanc, a pu s'apercevoir de l'influence de la
» pousse des dents sur l'état de santé ou de maladie de la
» conjonctive et des yeux en général..... Beaucoup de
» personnes ont mis la pousse des dents au nombre des
» causes de la fluxion périodique ; je ne me suis pas écarté
» de cette manière de voir ; mais je ne pense pas que cette
» cause agisse autrement que toutes celles qui produisent
» une ophthalmie aiguë ; seulement son action, plus long-
» temps continuée et agissant sur des individus jeunes
» dont les tissus sont encore lâches, doit être beaucoup
» plus intense, et elle le sera d'autant plus que la pousse
» des dents sera plus douloureuse, et que les yeux seront
» plus faibles. » Voy. *Traité des maladies des yeux chez les animaux domestiques, etc.*, page 211.

Ainsi le *glaucoma infantilis* a son analogue dans l'ophthalmie périodique des animaux, laquelle pour le cheval devient un cas rédhibitoire de premier ordre ; or celle-ci n'est autre chose qu'une affection glaucomateuse des mieux accentuées, siégeant par conséquent dans le système nerveux ciliaire. Il en est de même des différentes formes d'ophthalmies ordinaires, conjonctivite ou kératite, développées sous l'influence de la pousse des dents, et qui se rencontrent également chez l'homme et sur les animaux.

Malgré les caractères de famille qui rapprochent si directement le glaucôme des enfants du glaucôme des adultes, il existe, néanmoins, entre ces affections, des différences qui dépendent des conditions de vitalité spéciales que l'œil présente aux diverses périodes de la vie ; d'ailleurs, ces différences ne se rencontrent-elles pas dans le glaucôme de l'adulte lui-même.

Il resterait, maintenant, à préciser la part plus ou moins grande qui revient à chaque espèce de dent dans la production sympathique des accidents oculaires dont nous venons de parler.

On est, en effet, généralement disposé à admettre, à juste titre, que la réaction sur les yeux est d'autant plus active que le travail dentaire est lui-même plus laborieux, comme dans l'évolution des molaires, par exemple ; cependant, il importe, dans cette question, de tenir compte, également, de l'ébranlement nerveux causé par l'éruption des premières dents ; ébranlement nerveux qui lui-même prépare singulièrement le terrain aux accidents qui vont surgir avec la pousse des dents plus tardives, sans que l'on puisse, dès lors, faire la part exacte du rôle joué, dans l'espèce, par les unes et par les autres.

Il importe, dans tous les cas, de constater deux choses : l'état de l'éruption dentaire et les caractères de l'ophthalmie concomitante.

Il est rare, néanmoins, qu'il faille intervenir pour activer la sortie des dents et diminuer la douleur qui l'accompagne. Ce n'est, par conséquent, qu'en présence de tel ou tel cas particulier dans lequel l'éruption paraît insolite qu'il y a lieu d'agir.

Le moyen le plus simple comme le plus efficace en pareil cas, consiste non dans un débridement du tissu fibromuqueux qui recouvre encore la dent, mais dans deux ou trois ponctions faites avec le fer de lance de l'une de nos aiguilles à cataracte, au niveau de cette même dent. Une amélioration très notable, due soit à la perturbation de vitalité que produit la piqûre, soit au léger écoulement sanguin qui en est le résultat, devient des plus manifestes, et l'état des yeux s'améliore d'autant.

Par rapport aux yeux eux-mêmes, nous engageons les

praticiens à s'en rapporter, dans l'espèce, à notre expérience personnelle, en suivant les préceptes excessivement simples que nous allons leur donner, d'après les divisions tracées plus haut.

Dans la photophobie essentielle, c'est-à-dire sans autre lésion qu'une légère injection oculo-palpébrale, il faut s'abstenir de toute espèce de collyres irritants, tels que ceux au nitrate d'argent, au sulfate de zinc, etc. Loin de favoriser la guérison, ils aggravent toujours la maladie, en provoquant des complications du côté de la conjonctive et de la cornée. Il vaut mieux, en pareille occurence, se borner à appliquer sur les yeux, pendant une heure le matin et pendant une heure le soir, une compresse imbibée d'une solution aqueuse de belladone, 4 grammes pour 125 gr. d'eau distillée ; à faire prendre trois cuillerées à dessert, par jour, de la potion suivante : julep gommeux, 125 gr.; sulfate de quinine, 0 gr. 50.

Cette médication fait souvent merveille. J'ai vu des enfants photophobes depuis un mois ou six semaines regarder la lumière sans fatigue après vingt-quatre ou trente-six heures seulement de ce traitement exclusivement mis en usage. Si la photophobie revient sous l'influence d'une nouvelle éruption dentaire, nonobstant la première guérison, il faut alors revenir à l'emploi des mêmes moyens.

Dans la conjonctivite, avec ou sans secrétion, je mets ordinairement en usage le collyre suivant. Pr. eau distillée, 125 gr. ; sulfate de cadmium, 0,75 gr., à instiller trois fois par jour dans les yeux ; un collyre que j'ai essayé, d'après les conseils de mon ami le Dr Ducommun m'a fourni également de bons résultats dans les cas de sécrétion exagérée de la muqueuse ; voici sa formule : Pr. eau distillée 125 gr. ; alcool 2 gr. ; créosote 15 gouttes, J'insiste, en outre, sur l'usage de légers purgatifs répétés tous les cinq jours: Une décoction de séné mêlée, par parties égales, au café au lait, est bien supportée par les jeunes sujets et remplit parfaitement le but désiré.

Dans la kératite, enfin, il ne faut perdre jamais de vue ce point essentiel de son histoire, à savoir que les épanchements plastiques intra-lamellaires se résorbent dans le jeune âge avec une rapidité extrême, et que les ulcérations de la cornée guérissent très-rapidement sous l'influence d'un collyre au chlorure de sodium : 15 gr. pour 125 gr. d'eau distillée.

Ces données présentes à son esprit, l'homme de l'art ne sera que mieux disposé à rejeter l'emploi de moyens plus ou moins nuisibles ou tout au moins d'une efficacité douteuse. Il devra par conséquent se borner à agir, de temps en temps, sur le tube intestinal, par les purgatifs; sur la peau circum-orbitaire par l'usage d'un emplâtre permanent, sur les fosses nasales en faisant priser un mélange pulvérulent composé de : poudre d'iris, 15 gr.; calomel, 4 gr.; camphre, 2 gr.

Après avoir mis, tour à tour, en usage les moyens précités, j'ai plusieurs fois obtenu, pour combattre l'état nerveux lui-même, de bons résultats de l'application d'une emplâtre de ciguë appliquée successivement derrière l'une et l'autre oreilles.

Ce traitement est ordinairement suffisant pour amener la guérison ; ce n'est par conséquent que dans les cas tout à fait insolites que j'ai recours, pour activer la résorption ou pour favoriser l'élimination des dépôts plastiques intràlamellaires, aux ponctions de la cornée, si efficaces qu'elles soient d'ailleurs, mais qui conviennent surtout aux kératites plastiques des adultes.

Il nous resterait, pour terminer ce sujet, à exposer ici l'ensemble des moyens thérapeutiques que nous mettons en usage dans le glaucôme des enfants; mais nous nous bornerons à faire remarquer que le traitement, dans l'espèce, n'a rien d'absolu, rien de tout à fait déterminé à l'avance ; qu'il repose, d'ailleurs, sur les mêmes données que celui du glaucôme considéré d'une manière générale, et qu'il importe de tenir grand compte des indications que peut offrir tel ou tel cas particulier.

Toutefois, parmi ces indications, je noterai la paracenthèse oculaire, répétée plusieurs fois sur chaque œil, à quelques jours d'intervalle. Soit qu'elles agissent en faisant cesser l'espèce de tension que présente la coque oculaire, soit qu'elles modifient d'une manière favorable la vitalité de l'œil, ces ponctions m'ont paru constituer une ressource thérapeutique à laquelle on doit avoir recours à l'occasion.

De tout ce qui précède, il résulte pour le praticien le devoir de chercher à établir la relation de cause à effet sur l'importance de laquelle son attention doit toujours être fixée, dès qu'il s'agit de traiter des affections oculaires sur des sujets soumis au travail de la dentition ; mieux édifiée alors, sa thérapeutique n'en sera que plus précise et mieux appropriée.

Mode de développement des accidents propres au travail de la dentition.

La note suivante, qui nous a été communiquée par un dentiste expérimenté, M. le Dr Alph. Désirabode, servira à compléter ce sujet.

« La cause principale qui fait de l'éruption des premières dents une fonction souvent laborieuse, est ou le travail ulcératif ou la dilatation du *gubernaculum dentis*. Bien qu'en acceptant l'une ou l'autre de ces deux interprétations, on ne puisse pas se rendre un compte exact de tous les phénomènes morbides qui peuventsurvenir à cette époque de la vie, on est cependant forcé de s'en tenir à l'une de ces opinions, puisqu'elle permet, jusqu'à un certain point, d'expliquer les plus saillants des phénomènes que l'on constate.

» On conçoit, en effet, que l'inflammation spéciale provoquée par une déchirure ou une dilatation exagérée puisse être assez puissante pour s'irradier sur la grande surface muqueuse des voies digestives et respiratoires, aussi bien que sur leurs appendices, et donner lieu, par conséquent, à la diarrhée, aux aphthes, aux ophthalmies, aux otites même qui se déclarent si souvent en pareille circonstance. Ne suffit-il pas, d'ailleurs, de se rappeler les désordres nerveux qu'entraîne la déchirure des tissus fibro-muqueux, pour se rendre compte, par analogie, des mouvements convulsifs qui peuvent accompagner une dentition difficile?

» De plus, les accidents attribués à la première dentition sont, par surcroît, le résultat du travail préparatoire de la seconde, travail profond, mystérieux même, qui ébranle l'appareil maxillaire tout entier, et que fait reconnaître facilement l'inspection anatomique.

» Le développement des *couronnes permanentes* coïncide, en effet, en grande partie, avec l'éruption successive des *dents temporaires*. Si, comme il arrive chez certains sujets, les secondes dents sont plus volumineuses que ne le comporte l'état des maxillaires, ces dents exercent sur ces maxillaires une pression considérable et déterminent la distension des cavités qui les renferment ; de là l'inflammation sourde de tous les éléments organiques environnants.

» Ce fait se produira surtout si les premières sont trop petites, et les secondes trop volumineuses. Il est d'ailleurs bien difficile de distinguer au milieu d'états morbides très-complexes, ce qui peut appartenir à chacun de ces deux ordres d'influences, dont l'action est tantôt isolée, tantôt associée.

» Nous avons eu l'occasion de voir le fils d'un de nos clients, âgé de 20 mois, dont le travail de première dentition était des plus graves : des convulsions et des accidents tétaniques s'étaient succédé depuis plusieurs jours et étaient attribués à la difficulté qu'il éprouvait de faire ses dents. Les gencives étaient enflammées et l'on trouvait sur elles les traces de deux incisions pratiquées sur le bord alvéolaire supérieur, incisions qu'on empêchait de se réunir en écartant leurs bords plusieurs fois par jour.

» Cet enfant offrait ceci de particulier que depuis huit jours il présentait un strabisme convergent, lequel n'avait jamais existé.

» L'insuffisance des incisions étant démontrée, nous nous décidâmes à pratiquer l'excision de la gencive, persuadé que ce moyen le guérirait plus promptement. Le lambeau enlevé, nous reconnûmes que la canine supérieure droite était recouverte par un *prolongement anormal du procès alvéolaire supérieur* qui empêchait la dent de sortir; la résection de cette petite lamelle d'os fut facile, et nous reconnûmes que la même disposition existait sur les trois autres canines, que nous traitâmes de même, en temps utile.

» Il est bien entendu qu'il n'est point ici question d'une étroitesse primitive des alvéoles, bien que dans ce cas la conduite eût été à peu près la même, mais bien d'une lamelle osseuse recouvrant la dent. Le strabisme disparut le second jour et les dents sortirent huit jours après. L'enfant eût succombé, peut-être, sans l'excision qui nous permit de constater la cause du strabisme.

» Nous ne connaissons qu'un seul cas qui ait quelque analogie avec celui que nous venons de citer, il est de Jourdain. (Voy. *Essai sur la formation des dents*. P. 49.) »

A l'appui de notre doctrine sur la nature essentiellement nerveuse des ophthalmies liées à l'évolution dentaire, nous citerons encore les états névralgiques si graves provoqués souvent par la pousse des dents de sagesse ayant une direction anormale ; accidents dont M. le Dr Alph. Désirabode a rapporté plusieurs cas dignes de fixer l'attention. (Voy. *J. des Conn. méd.-chirurg.* 1851. P. 449.)

DE LA

MÉTHODE

GALVANO-CAUSTIQUE

APPLIQUÉE

A LA GUÉRISON DE LA CATARACTE

Les remarquables travaux de M. Middeldorpf, ainsi que les publications pleines d'intérêt de M. Paul Broca, ayant tout naturellement fixé mon attention, j'ai conçu l'idée d'utiliser la méthode galvano-caustique dans le traitement de plusieurs affections des yeux, telles que la cataracte, la tumeur lacrymale, l'oblitération pupillaire, etc. Mes tentatives ont été couronnées de succès: je viens donc livrer à la publicité, c'est-à-dire à l'examen critique de nos confrères, les règles générales qui m'ont guidé jusqu'à présent dans cette voie nouvelle ouverte à la thérapeutique des maladies des yeux.

§ Ier.

Guérison de la cataracte.

Lorsque j'ai pratiqué avec succès, il y a trois ans, une pupille artificielle à l'aide de la pile galvanique de Grove; j'avais déjà en vue la méthode que j'emploie aujourd'hui pour guérir la cataracte.

Cependant, il y avait loin encore de cette idée première,

de cette idée si simple pourtant, et déjà, au préalable, expérimentée par moi sur les animaux, à sa réalisation chirurgicale, c'est-à-dire à son application régulière sur des
malades atteints de cataractes molles ou dures, simples ou
compliquées, spontanées ou traumatiques.

Le temps nous est venu en aide en nous permettant de
perfectionner l'opération nouvelle et de lui faire acquérir
ce degré de précision si nécessaire à toutes les manœuvres
chirurgicales que l'on pratique sur les yeux.

Mais avant de faire connaître la méthode elle-même, indiquons sa manière d'agir et le but qu'elle est destinée à
atteindre.

La cataracte résulte, tout le monde le sait, d'une opacité
capsulaire, lenticulaire ou capsulo-lenticulaire. Par conséquent, a-t-on dit, il importe pour rétablir la vision, abolie
par cet obstacle , de faire disparaître le corps opaque tout
entier, quels que soient les dangers résultant de l'opération
elle-même ; de là la pratique de l'abaissement, du broiement, de l'extraction.

Pourtant cette idée, en apparence si rationnelle, est encore susceptible d'être discutée : en effet, si l'on admet que
le corps opaque qui gêne la vision a une étendue transversale de 10 à 12 millimètres sur un diamètre antéro-postérieur de 5 à 6, on ne s'explique guère la nécessité de déplacer, de broyer ou d'extraire quand même un corps aussi
volumineux par rapport à l'œil, alors que l'appareil cristallinien, devenu opaque, ne nuit à la vision que dans sa partie centrale ou intra-pupillaire , c'est-à-dire dans un espace circulaire dont le diamètre moyen est d'environ 3
millimètres.

Je ne veux pas ici abuser de l'analogie et établir des rapports que ne comportent guère les différences qui existent
évidemment entre les choses mises en présence ; qu'il me
soit permis , néanmoins, de demander quelle opinion on

aurait , à notre époque, d'un ingénieur qui , pour se débarrasser d'une montagne faisant obstacle au passage de son Crampton, aurait trouvé l'unique moyen d'enlever ou de déplacer cette montagne... Et le tunnel ! lui crierait-on de tous côtés.

Oui, certes, l'idée de créer de toutes pièces dans le cristallin et en regard de la pupille une sorte de viaduc pour le passage des rayons lumineux, est, je crois, la première qui se serait présentée à l'esprit des chirurgiens, si toutefois les moyens d'exécution eussent été en leur pouvoir.

En effet, ce qui ajoute à la gravité plus ou moins grande, mais réelle dans tous les cas, d'une opération de cataracte pratiquée par abaissement , par broiement ou par extraction n'existe plus dans l'opération nouvelle que nous avons instituée , puisque notre ponction de la cornée est tout à fait inoffensive par son peu d'étendue , que l'iris est à l'abri de la piqûre comme de l'incision , et que l'humeur vitrée est respectée d'une manière absolue. La fonte purulente de la cornée, l'iritis aiguë ou chronique, l'issue ou la désorganisation du corps vitré , etc., deviennent dès lors des accidents étrangers à la méthode galvano-caustique.

Il y a plus ; avec nous , le cristallin lui-même n'est pas déplacé ; ses rapports avec la capsule qui le protége , ainsi que les moyens d'union de cette même capsule à la zone hyaloïdienne, restent intacts. Ajoutons, en outre, que l'action spéciale de notre tige galvano-caustique est beaucoup mieux tolérée par le globe oculaire lui-même que celle des instruments piquants ou tranchants; soit que cette tolérance résulte de la nature même de l'action produite , soit qu'elle dépende des limites restreintes dans lesquelles elle s'exerce sur un corps privé de vie et nécrosé, selon l'expression de Delpech.

Nous allons décrire en quelques mots les instruments que nous employons ; ils se composent :

1° De notre kératotome trilamellaire , qui ne diffère
d'ailleurs des autres instruments du même genre que par
le développement sur l'une de ses faces d'une arête tran-
chante, afin d'obtenir une incision cornéale à trois branches ; disposition on ne peut plus propre à faciliter et
l'entrée et les manœuvres de la tige galvano-caustique.

2° De la tige galvano-caustique elle-même, recourbée
à son extrémité à angle presque droit, avec le corps principal de l'instrument. Cette tige en platine, formée par la
juxtaposition des deux conducteurs, n'est libre que dans
l'étendue de 3 ou 4 millimètres ; partout ailleurs elle est
recouverte d'une couche d'émail, afin de prévenir la cautérisation de la cornée et de l'iris.

3° Enfin de la pile galvanique Grenet, laquelle est à un
seul liquide et fonctionne , comme on sait, avec le bichro-
mate de potasse, sous l'influence de l'insufflation.

Voici un appareil instrumental bien simple ; il est néanmoins suffisant pour tous les cas de cataracte où la méthode galvano-caustique est applicable.

Les paupières sont écartées comme on le fait d'habitude
et je m'abstiens autant que possible de fixer le globe oculaire lui-même soit avec une pince, soit avec une airigne, car
une fois la tige introduite dans la chambre antérieure, l'œil
a une tendance très-grande à s'immobiliser de lui-même.

Le chirurgien procède avec une sage lenteur, maître
qu'il est de l'agent qu'il emploie ; le feu s'allume à sa volonté et s'éteind aussi sur son ordre ; il est dès-lors le sou-
verain régulateur de son action : il peut ce qu'il veut, mo
tif de plus pour ne rien brusquer.

MANŒUVRES OPÉRATOIRES.

Tout étant disposé selon les règles ordinaires, je procède de la maniere suivante à la canalisation de l'appareil cristallinien :

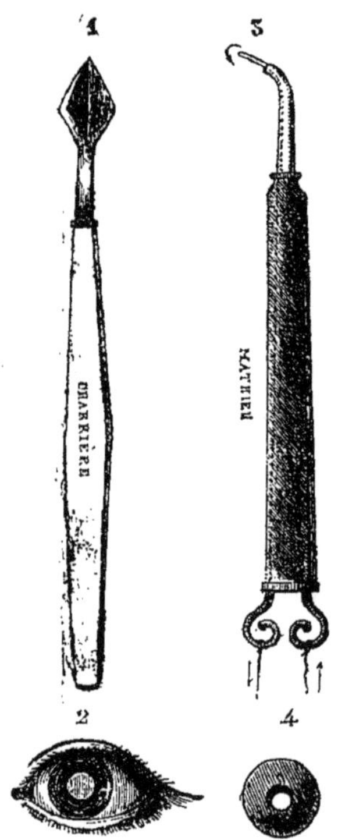

1. Kératotome trilamellaire pour la ponction de la cornée. 2. Forme étoilée de cette ponction. 3. Tige galvano-caustique. 4. Cristallin canalisé vu du 15ᵉ au 20ᵉ jour après l'opération.

1ᵉʳ *temps*. — Une ponction de 6 millimètres est pratiquée, avec mon kératotome, à la circonférence externe de la cornée.

2ᵉ *temps*. — Par cette ouverture comme étoilée j'engage rapidement ma tige galvano-caustique de manière à mettre en contact, sans pression aucune, son extrémité libre avec la face antérieure de la capsule cristalline.

3ᵉ *temps*. — Le courant de la pile est établi alors ; son activité est accrue peu à peu pendant que l'opérateur imprime à l'instrument des mouvements de va-et-vient dans divers sens, associés à un mouvement de circumduction. On perfore ainsi assez rapidement la portion centrale du cristallin, de manière à établir un canal d'environ 3 ou 4 millimètres de diamètre.

Ce résultat obtenu, on interrompt le courant ; puis la tige déjà refroidie est dégagée de l'œil.

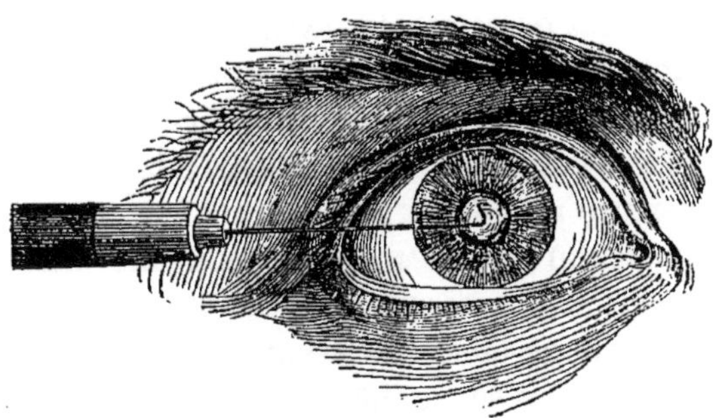

Position de la tige galvano-caustique engagée dans la chambre antérieure de l'œil et prête à fonctionner.

Telle est la manœuvre type, l'opération modèle que tout praticien devra répéter un certain nombre de fois sur les animaux avant de l'appliquer sur l'homme, de la même manière que l'on s'exerce sur le cadavre à l'abaissement ou l'extraction avant d'agir sur le vivant.

Dans tous les cas, la tige galvano-caustique reste par elle-même un moyen d'action assez puissant pour être utilisée de différentes manières ; c'est ainsi qu'au lieu de

canaliser régulièrement le cristallin , le chirurgien pourra
se borner, faute de pouvoir mieux faire, à pratiquer une
sorte de tranchée dans son épaisseur, afin de ménager un
passage quelconque aux rayons lumineux.

On aurait pu croire, à *priori*, et j'aurais volontiers pensé
moi-même que la canalisation du cristallin était une opération douloureuse ; il n'en est rien : le malade n'accuse
que la sensation produite par la ponction cornéale,et paraît
rester tout à fait étranger au travail de perforation qu'ac-
complit la tige galvanique.

La méthode galvano-caustique a encore sur les autres
l'avantage d'être applicable à toutes les espèces de cataractes, même et surtout celles qui restent le plus ordinai-
ment rebelles aux anciennes méthodes ; tels sont , par
exemple, les cas de cataractes avec adhérence de l'iris à la
capsule antérieure, s'accompagnant de coarctation plus ou
moins prononcée de la pupille, car alors la même tige qui
va canaliser le cristallin agrandit au préalable et sans danger l'ouverture pupillaire.

Ajoutons enfin que la méthode nouvelle offre comme
l'abaissement et le broiement , mais d'une manière beaucoup plus certaine encore , l'avantage de pouvoir être répétée plusieurs fois sur le même œil, en cas d'insuccès des
premières tentatives ; or, on sait que les sujets traités par
l'extraction n'ont en général que très rarement cette même
ressource devant eux.

SOINS CONSÉCUTIFS.

L'opération si simple que nous venons de décrire ne
dure guère que dix à douze secondes ; elle n'a pas, il est
vrai, pour effet de rétablir immédiatement la vision, comme
cela arrive souvent lorsqu'on use de l'abaissement. Des

flocons albumineux dus à l'action galvanique ne tardent pas, en effet, à masquer les différentes parties de l'œil. Ce n'est que du 15ᵉ au 20ᵉ jour, en moyenne, que la résorption permet de saisir, et ce qui a été fait et ce qu'il reste encore à faire pour rétablir le libre passage des rayons lumineux jusqu'à la rétine.

D'ailleurs, aucune réaction sérieuse n'étant à redouter après l'opération, les soins consécutifs sont d'une extrême simplicité : des compresses imbibées d'eau glacée sur l'œil pendant les premières heures, et quelques purgatifs salins administrés de temps en temps, sont, avec un régime approprié, les seuls moyens à mettre en usage.

Règle générale, la guérison est complète du 30ᵉ au 45ᵉ jour.

Mode d'action et résultat définitif de la méthode galvano-caustique.

On ne s'est pas rendu bien compte de la manière d'agir de notre méthode, telle qu'elle a été publiée (Voy. *Gaz. des Hôp.*, 1859, n° 126.). La faute en est un peu à tout le monde : à nous, d'abord, qui n'avons pas fait au lecteur une part suffisante dans l'exposé des idées soumises à son jugement ; au lecteur, ensuite, qui aurait pu mettre à contribution les faits acquis à la science pour résoudre de lui-même les difficultés pratiques qui s'offraient à son esprit.

J'ai répondu, ailleurs, à plusieurs de ces objections. (Voy. *Gaz. des Hôp.*, 1860, p. 35.) Je crois répondre encore d'une manière plus explicite aux points restés obscurs, en faisant mieux connaître la vraie manière d'agir de la méthode galvano-caustique dans l'opération de la cataracte.

Le crochet mousse de notre tige galvano-caustique est par lui-même sans action régulière sur l'appareil cristallinien, ainsi qu'on le pressent tout d'abord ; ce n'est, par conséquent, qu'à l'instant où le courant est établi que commence la cautérisation de la capsule antérieure et des lamelles sous-jacentes du cristallin. De là une perte de substance et une légère excavation dans laquelle vient se loger l'extrémité de l'instrument, sous l'influence d'un faible mouvement de rotation imprimé à son manche.

La même manœuvre est continuée ensuite, jusqu'à ce que la trouée centrale, pratiquée d'avant en arrière dans le centre même de la cataracte, soit jugée suffisante.

Cet œil est désormais dans d'excellentes conditions pour une guérison définitive et assez prochaine ; mais il n'est pas guéri : l'art a commencé, c'est à la nature à terminer.

En effet, avant que de livrer passage aux rayons lumineux, le viaduc cristallinien va donner accès à l'humeur aqueuse bientôt reproduite dans la chambre antéro-postérieure de l'œil ; or, cette humeur aqueuse, en attaquant la cataracte du centre à sa circonférence, opère son ramollissement, puis sa dissolution, et favorise ainsi graduellement son absorption définitive, ainsi que nous l'avons déjà dit.

Telle est la guérison naturelle de la cataracte, traitée par la méthode galvano-caustique, laquelle se borne, en définitive, à placer le cristallin opaque dans les conditions les plus favorables possibles à sa résorption définitive.

Par cela même qu'elle fait peu, cette méthode expose à peu de dangers, et si sa manière d'agir est lente, en revanche elle est sûre, car rien n'est livré au hasard.

Il n'y a donc plus ici ni heur ni malheur, et la simplicité du résultat répond à la simplicité du moyen ; et cela à tel point, que la cataracte, attaquée sur place et pour ainsi dire extérieurement, rentre, en quelque sorte, dans la catégorie de ces tumeurs enkystées qui guérissent si rapidement sous l'influence d'une cautérisation pratiquée sur leur paroi antérieure.

Cette manière de procéder à la guérison de la cataracte,

bien que tout à fait nouvelle dans son mode particulier d'exécution, repose néanmoins sur des principes trop généraux pour n'avoir pas fixé déjà l'attention des hommes de l'art. On va en juger plus loin où nous établissons une sorte de parallèle entre la méthode galvano-caustique et la dilacération de la capsule antérieure du cristallin imaginée par Conradi, préconisée par Jæger et modifiée par Tyrrel.

Parallèle entre la méthode galvano - caustique et les procédés de Conradi, Jæger et Tyrrel.

On peut procéder de plusieurs manières à la dilacération de la capsule antérieure du cristallin. Le procédé le moins défectueux est encore celui de Jæger, pratiqué d'abord par Hering, son gendre, puis par le docteur Szokalski qui la fit connaître en France il y a une quinzaine d'années. Il a été depuis lors répété par différents chirurgiens, on sait même quemon procédé, dit par débridement, n'est qu'une sorte d'extension de celui de Jæger. (Voy. *Moniteur des Hôpitaux*, 1856, p. 499).

On pratique avec un couteau lancéolaire une incision à la circonférence externe de la cornée ; puis à l'aide d'une pince à dents de souris, ou d'un crochet introduit dans le champ pupillaire par l'ouverture cornéale, on attaque la capsule antérieure qu'il s'agit de diviser, de lacérer le plus possible vers sa partie centrale, en s'efforçant d'en détacher des lambeaux. Les mêmes manœuvres sont répétées cinq ou six fois et l'opération est terminée.

Bien que cette manière d'exécuter la dilacération de la capsule antérieure du cristallin soit, à notre avis, préférable aux autres sous beaucoup de rapports, elle échoue néanmoins assez souvent à la suite et par le fait même du travail de réparation qui ne tarde guère à se manifester dans cette même capsule, et qui a pour résultat de rétablir sa continuité de la même manière, d'ailleurs, qu'elle se rétablit souvent d'elle-même et d'une manière si inopportune après l'abaissement, le broiement et même l'extraction pour donner naissance aux cataractes secondaires antéro-capsulaires.

Le cristallin opaque se trouvant de nouveau protégé contre l'action de l'humeur aqueuse, persiste indéfiniment ; l'opération dès lors a été pratiquée en pure perte.

La méthode galvano-caustique, telle que nous l'exécutons, fait beaucoup plus surtout et beaucoup mieux que le procédé de Jæger.

D'abord, la capsule antérieure n'est plus soumise à l'action d'un instrument plus ou moins piquant qui la laboure dans différents sens, sans réussir le plus souvent à en détacher un lambeau ; elle est détruite très-nettement sur place dans une étendue déterminée à l'avance, et elle livre passage, par cette perte de substance, à la tige incandescente qui creuse le corps lenticulaire, de telle sorte que l'espèce de pupille intrà-capsulaire devient une large voie de communication établie entre la chambre antéro-postérieure de l'œil et la cavité accidentelle du cristallin. Dans ces conditions, toute restauration de la capsule antérieure est devenue impossible ; et si quelques fragments détachés du tunnel viennent à obstruer momentanément cette ouverture centrale de la capsule, ils ne tardent guère à se ramollir et à se diviser de plus en plus, de manière à être résorbés sur place dans la chambre postérieure ou à tomber dans la chambre antérieure, après avoir franchi l'ouverture pupillaire de l'iris, tenue, à cette fin, dilatée par la belladone.

Mais ce n'est pas assez, croyons-nous, de faire saisir les

différences si notables qui existent entre notre manière de procéder et celle du chirurgien de Vienne ; il est bon encore de tenir compte de la nature même des agents mis à contribution dans l'un et l'autre cas, pour arriver à un but commun, qui est la guérison spontanée de la cataracte.

Il nous paraît, en effet, établi dès à présent, que l'action galvano-caustique, bien dirigée dans l'œil, n'est généralement suivie d'aucune réaction sérieuse, tandis que l'emploi des instruments piquants et dilacérants expose assez fréquemment à une inflammation de la capsule, laquelle se propage volontiers à la face postérieure de l'iris, d'où résulte une irido-périphakite susceptible de se terminer par atrésie pupillaire, pour peu que l'affection revête les caractères de la chronicité.

Nous avons essayé un parallèle entre le procédé de Jæger et la méthode galvano-caustique, bien plus pour faire comprendre le point de départ et la raison d'être, pour ainsi dire, de notre innovation, que pour établir entre ces deux opérations une similitude qui, après tout, n'existe pas.

Relativement aux autres méthodes opératoires, les différences sont trop multipliées et les analogies trop rares, pour qu'il soit possible d'établir un rapprochement quelconque au point de vue de l'exécution : il ne reste, par conséquent, pour juger leur valeur relative, qu'à se placer sur le terrain de la statistique, c'est-à-dire à chiffrer des succès et des insuccès, sauf à déchiffrer, ensuite, leur signification véritable.

De la méthode galvano-caustique dans ses rapports avec le broiement, l'abaissement et l'extraction.

Est-il nécessaire d'insister pour faire comprendre cette simple vérité ; c'est que, toutes choses égales d'ailleurs, en fait d'opérations importantes, le chirurgien qui fait le plus pour la guérison est celui qui se borne à faire le nécessaire, c'est-à-dire, le moins possible ; car le danger inhérent à chaque opération pratiquée sur les yeux, résulte lui-même de la réaction plus ou moins intense de l'organisme, laquelle, pour une région déterminée, est nécessairement proportionnelle à l'étendue des désordres produits par nos instruments.

Dans l'extraction, l'opérateur pratique à la partie antérieure de l'œil une trouée relativement énorme, laquelle doit livrer passage au corps opaque, et ne donne que trop souvent issue, en même temps, à l'humeur vitrée ou à l'iris. Or, à moins de pratiquer la kératotomie en deux temps ; d'après notre méthode — (Voy. *Monit. des Hôpit.* 1858. p. 1215), — on sait avec quelle promptitude la cornée ainsi divisée tombe parfois en gangrène, entraînant avec elle la perte définitive de l'œil ; en conséquence, on peut dire de l'extraction : si ses succès sont admirables, ses insuccès, en revanche, sont terribles.

L'extraction est donc, en définitive, une opération d'une incontestable gravité.

Dans le broiement, l'instrument qui a pénétré par la sclérotique et traversé la choroïde, ne saurait agir sur l'appareil cristallinien sans dilacérer plus ou moins les cellules hyaloïdiennes du corps vitré, ébranler ou contusionner l'iris, tout en abandonnant, d'un seul coup, à l'absorption une masse considérable de fragments dont celle-ci ne peut faire promptement justice qu'en l'absence de toute phlegmasie intercurrente.

Or, sous l'influence de l'état traumatique d'abord et par la présence même de fragments lenticulaires plus ou moins volumineux, il n'est pas rare de voir surgir une inflammation de l'iris, par exemple, laquelle suspend d'emblée le travail d'absorption et, en se prolongeant, devient susceptible de compromettre très gravement les suites de l'opération la mieux exécutée.

Le broiement, si efficace, d'ailleurs, chez les très jeunes sujets, expose donc chez l'adulte et le vieillard à des complications très sérieuses. On sait, en outre, qu'il est loin d'être applicable à tous les cas.

Dans l'abaissement, il est impossible d'éviter non seulement la dilacération du corps vitré, puisqu'on loge dans son intérieur un véritable corps étranger dont la résorption ne s'effectue qu'avec une lenteur extrême. En outre, ce corps étranger, en se déplaçant, est susceptible de comprimer la rétine ou l'iris, de remonter soit immédiatement, soit plus tard, de manière à apparaître de nouveau dans le champ pupillaire, parfois même à tomber dans la chambre antérieure de l'œil.

Mais nous le savons tous, l'abaissement, malgré ses bons côtés, expose à beaucoup d'autres accidents que j'ai longuement étudiés et relatés ailleurs, (Voy. *Traité clinique des maladies des yeux*, p. 472 à 555), — parmi lesquels le plus grave à mon avis, est encore la névralgie circum-orbitaire, dont la durée se compte par mois et même par années, malgré toutes les ressources de l'art; névralgie circum-orbitaire entraînant après elle, à l'instar du glaucôme névralgique dont elle n'est évidemment qu'une des formes, — la forme traumatique — une cécité complète et définitive.

L'abaissement, n'est donc pas encore une méthode exempte de graves reproches, tout le monde en convient ; et s'il expose, peut-être, à un danger présent moins grand que l'extraction, en retour, il ouvre carrière à des complications nombreuses, très diverses et trop souvent déplorables.

Que l'on compare, maintenant, la méthode galvanocaustique avec les méthodes précédentes, au point de vue des lésions chirurgicales que l'œil subit dans ces différents cas, et on sera désormais édifié sur l'importance du progrès que nous avons accompli, sur l'économie de désordres organiques que nous avons réalisée sur un organe aussi délicat et aussi complexe dans sa structure que l'est l'appareil de la vision.

Que faisons-nous à l'œil, en effet, dans notre opération?

Rien ou presque rien :

Une petite ponction étoilée à la circonférence externe de la cornée, pour livrer passage à une tige effilée de platine que nous tenons pendant quelques secondes, en contact avec le corps opaque, et que nous retirons ensuite avec autant de facilité que nous l'avons introduite.

Que font à l'œil MM. les Broyeurs, les Abaisseurs et les Extracteurs?

Tout ou presque tout.

Et, dans leur manière de procéder, les instruments les plus petits ne sont pas ceux qui produisent les désordres les moins étendus et les moins dangereux.

Si l'on compare encore les suites immédiates de notre canalisation du cristallin avec les soins consécutifs que nécessite l'opération de la cataracte pratiquée par les méthodes anciennes, on constate des différences bien remarquables. Nos opérés, en effet, ne gardent pas même le lit; ils restent, pendant les premiers jours, dans leur chambre : et dès que la période de réaction est passée, c'est-à-dire du 3e au 5e jour, la liberté leur est rendue; ils peuvent, soit en voiture, soit à pied, prendre un exercice salutaire à leur santé.

Lorsque la cataracte n'existe que d'un côté et que le malade s'est décidé à l'opération, — chose qu'il devrait toujours faire, sans attendre que le second œil soit cataracté, — la méthode galvano-caustique paraît jouir encore d'une innocuité plus grande, puisqu'elle laisse le malade libre de continuer, pour ainsi dire immédiatement, ses occupations habituelles.

§ II.

De la méthode galvano-caustique appliquée à la cure radicale de la tumeur et de la fistule lacrymales.

Dès 1856, j'ai publié, avec des observations à l'appui, les idées nouvelles que je professais déjà depuis quelque temps sur la nature et le traitement de la tumeur et de la fistule lacrymales. (*Gazette des Hôpitaux*, 1856, nᵒˢ 95, 99, 127 et 134.) Ce travail a fixé l'attention des praticiens. Depuis lors, les faits se sont d'ailleurs multipliés entre nos mains ; aussi me suis-je efforcé de simplifier de plus en plus et de rendre efficace le plus rapidement possible le traitement institué par nous pour obtenir la cure radicale de la tumeur et de la fistule lacrymales.

C'est ainsi qu'à l'extirpation de la glande nous avons fait succéder l'excision de la partie antérieure des conduits ; c'est ainsi que nous avons fait succéder à l'excision elle-même la cautérisation galvanique.

On avait, avant nous, tout tenté, un peu à tort et à travers, pour triompher de l'affection qui nous occupe, et on était loin de la guérir d'une manière absolue dans la très-grande majorité des cas. Cela tenait surtout à l'ignorance complète dans laquelle on était sur la nature même de la maladie, laquelle résulte, avons-nous dit alors, « d'un dé-» saccord organique survenu entre les propriétés chimi-» ques des larmes et les propriétés physiologiques de la » muqueuse naso-lacrymale. »

Une fois ce point de départ établi, il ne nous restait plus, dans l'impossibilité où la science se trouve de faire cesser ce désaccord organique, qu'à rompre toute espèce de contact entre les larmes et le sac, en provoquant l'oblitération des conduits lacrymaux.

En substituant aujourd'hui la cautérisation galvanique à l'excision palpébrale, pour obtenir l'occlusion des conduits, nous ne changeons pas notre méthode thérapeutique, puisque nous simplifions la manière de la réaliser ; d'ailleurs nous pratiquons encore l'excision, soit simple, soit combinée avec la cautérisation galvan que.

L'excision et la cautérisation n'étant, en définitive, que deux moyens tendant au même but, l'occlusion des conduits lacrymaux, il est naturel que l'on saisisse telle ou telle indication particulière, et que la cautérisation intervienne à l'occasion pour ajouter à l'efficacité de l'excision.

MANŒUVRES OPÉRATOIRES.

1er *temps*. — Un stylet de Méjan est introduit dans le conduit lacrymal supérieur, puis dans l'inférieur, afin de mieux fixer leur trajet, que l'on dessine avec de l'encre sur la peau palpébrale.

2e *temps*. — Le chirurgien, armé d'une tige galvano-caustique non émaillée et chauffée à blanc, fait parcourir à son extrémité libre le trajet ainsi rétabli, sous ses yeux, de l'un et de l'autre conduits, depuis les points lacrymaux jusqu'à peu de distance du sac.

3e *temps*. — La tige est remplacée par le stylet explorateur, dans le but de constater que le trajet indiqué a été exactement suivi et les parois des conduits tout à fait désorganisées.

L'opération est achevée ; il ne reste plus qu'à traiter la dacryocystite d'après les règles que nous avons fait connaître.

§ III.

De la méthode galvano-caustique appliquée à l'opération de la pupille artificielle.

Après ce que nous avons dit de la méthode galvano-caustique appliquée à l'opération de la cataracte, il nous paraît superflu de décrire d'une manière spéciale l'opération de la pupille artificielle. En effet, on utilise le même kératotome ; on se sert de la même tige galvano-caustique émaillée ; on a recours aux mêmes manœuvres, avec cette différence qu'elles sont encore plus simples à exécuter.

D'ailleurs, depuis que j'ai pratiqué pour la première fois l'opération que j'indique maintenant, le procédé est resté le même ; j'ai seulement perfectionné la tige galvano-caustique, et substitué la pile Grenet à la pile de Grove.

Je n'hésite, du reste, pas plus aujourd'hui qu'il y a trois ans (*Moniteur des Hôpitaux*), 3 octobre 1857) à considérer la cautérisation galvanique comme supérieure à l'iridectomie, même exécutée avec ma pince-crochet, le plus sûr et le plus simple de tous les instruments à cet usage ; et je ne doute pas que dans un temps donné l'opération nouvelle ne finisse par faire oublier l'ancienne.

En effet, si l'on conçoit, dans une certaine mesure, les réflexions critiques qu'a pu faire naître, au premier abord, le traitement de la cataracte par la méthode galvano-caustique, on ne comprendrait guère leur application à la pupille artificielle.

Dans l'espèce, nous n'avons à perforer qu'une membrane assez mince représentée, en partie, par l'iris, en partie, par des exsudations plastiques, et nous avons toute liberté d'action pour établir une ouverture pupillaire d'une forme assez régulièrement arrondie, là où elle existait primitivement, c'est-à-dire à la partie centrale de l'iris ; or, ce sont là des avantages très-sérieux que n'ont jamais présentés, à un égal degré, les opérations exécutées avec la pince ou le crochet.

De plus, l'imprévu est supprimé ; **nous n'avons plus à** craindre soit l'hémorrhagie, qui vient si souvent masquer l'aspect des parties profondes, soit une déchirure exagérée ou un décollement illimité de la membrane irienne : accidents toujours possibles lorsqu'on procède à l'iridectomie avec les instruments ordinaires.

§ IV.

De la méthode galvano-caustique appliquée au strabisme.

J'ai exposé, ailleurs, les principes généraux sur lesquels repose cette application nouvelle de la méthode galvano-caustique (Voy. *J. des Conn. méd.-chir.* 1853, p. 283 et suiv.). Au lieu de procéder, ai-je dit, à l'exemple de Strohmeyer qui s'efforçait d'allonger un muscle réputé trop court, il faut, au contraire, faire en sorte de raccourcir un muscle, en réalité trop long. Soit, je suppose, un strabisme interne : on divisait naguère, le muscle droit interne ; je cautérise, dans l'espèce, très superficiellement, avec la tige galvano-caustique, la conjonctive qui correspond exactement au trajet du muscle droit externe.

Rien n'est plus facile à exécuter que cette opération, une fois l'œil fixé avec une pince-airigne. Elle a sur la cautérisation avec le crayon effilé de nitrate d'argent déjà utilisé à cet effet, par Dieffenbach, M. Ch. Duval et par moi, l'avantage de mettre plus sûrement à l'abri du développement d'une conjonctivite plus ou moins aiguë ; conjonctivite que les malades redoutent beaucoup dès qu'il s'agit de revenir à une seconde cautérisation.

De la méthode galvano-caustique considérée dans ses divers modes opératoires.

Nous venons d'exposer les principes généraux de la méthode galvano-caustique oculaire, telle que nous l'avons créée et mise en pratique, et telle que nous l'exécutons encore, soit dans telle ou telle espèce de déviation oculaire, soit pour obtenir la guérison absolue et définitive de la tumeur ou de la fistule lacrymale.

Il nous reste, actuellement, à faire connaître, sous le titre de variétés opératoires, les modifications importantes et appropriées aux différents cas que l'expérience nous a suggérées. On verra combien elles simplifient, encore, la méthode elle-même et ajoutent, par cela même, à sa valeur thérapeutique dans l'opération de la cataracte ou dans l'opération de la pupille artificielle.

L'appareil instrumental étant le même dans tous les cas, nous allons, d'abord, le faire connaître pour n'avoir plus à en parler. Il se compose :

1° De la pile Grenet à pédale ; 2° de deux aiguilles qui ne diffèrent pas sensiblement des aiguilles à cataracte ordinaires pour la forme, si ce n'est qu'elles se montent sur la tige à l'aide d'un pas de vis ; 3° de deux tiges en ivoire contenant dans leur intérieur un cordon métallique : à l'une de leurs extrémités se fixe l'aiguille ; à l'autre, s'adapte le conducteur de la pile.

Ces différentes parties réunies les unes aux autres nous donnent *les aiguilles galvanophores,* que nous allons voir entrer en action dans les trois procédés suivants :

1° *Procédé par la cornée.*

Ce procédé se divise, par rapport à son exécution, en trois temps distincts, que nous retrouverons dans les suivants sans qu'il nous ait paru nécessaire de les mettre également en relief.

1ᵉʳ *Temps*. L'une et l'autre mains armées d'une aiguille galvanophore, le chirurgien dirige leur fer de lance de manière à traverser simultanément la circonférence de la cornée dans deux points différents et presque opposés : le premier point correspondant à la partie externe et le deuxième à la partie interne du diamètre transversal de l'œil.

2° *Temps*. Il suffit de presser avec le pied sur la pédale de la pile pour rendre les fers de lance incandescents dès que leur contact est établi dans le champ pupillaire. On peut, alors, à l'aide de mouvements de disjonction et de jonction des aiguilles, détruire la capsule antérieure du cristallin dans une étendue suffisante, et réduire le cristallin lui-même en une sorte de détritus informe, dont la résorption fait ensuite promptement justice.

3ᵉ *Temps*. On cesse la pression exercée avec le pied ; dès lors, la pile ne fonctionne plus, et les aiguilles, aussitôt refroidies, sont dégagées de l'intérieur de l'œil.

Cette opération d'une exécution très-rapide, peu douloureuse est d'une précision extrême à cause de l'immobilité absolue du globe oculaire. Et puis, grâce à la transparence de la cornée, on peut suivre un à un chacun des mouvements imprimés aux instruments, calculer leur portée et régulariser ainsi leurs effets.

Ce même procédé appliqué à la corémorphose donne des résultats admirables et la pupille artificielle ainsi obtenue ne laisse rien à désirer sous tous les rapports.

2° *Procédé par la cornée et la sclérotique.*

L'opération ne diffère pas très sensiblement de la précédente, si ce n'est par les points suivants :

La première aiguille galvanophore est introduite par la partie antérieure et externe dela sclérotique, à peu de distance de la cornée; elle est dirigée rapidement de dehors en dedans et d'arrière en avant, dans la chambre antérieure.

La seconde aiguille pénètre par la circonférence inférieure et interne de la cornée dans la chambre antérieure de l'œil Lorsque les deux fers delance se rencontrent et se juxtaposent, le courant est établi et l'opération commence.

Pour l'exécuter dans les meilleures conditions possibles, il faut, par des moyens combinés de va-et-vient, brûler la capsule antérieure dans toute son étendue intra-pupillaire et attaquersuffisamment la partie centrale du cristallin lui-même dont les débris peuvent être, d'ailleurs, projetés plus ou moins dans la chambre antérieure.

3° *Procédé par la sclérotique.*

La 1re ponction de la sclérotique est exécutée comme dans le cas précédent; puis une seconde ponction analogue est faite dans un point opposé de cette même sclérotique; les deux fers de lance dirigés progressivement d'arrière en avant, arrivent l'un après l'autre, l'externe avant l'interne, dans le champ pupillaire. Le courant une fois établi, des manœuvres analogues aux précédentes sont éxécutées.

Quel que soit le mode opératoire mis en usage, la durée de l'opération doit être toujours très-courte; elle ne dépasse guère, entre nos mains, 15 à 20 secondes. Or, pendant ce court espace de temps, nous établissons et nous interrompons trois fois le courant galvanique.

On a dû se demander déjà ce que deviennent dans ces différents procédés de la méthode galvano-caustique les produits gazeux qui se dégagent si rapidement pendant l'opération; ils s'échappent, répondons-nous, soit par l'incision, soit par les ponctions de la cornée. C'est à eux, dans tous les cas, que l'on doit d'éviter, dans les manœuvres opératoires, la lésion de la face concave de la cornée qu'ils tiennent, en effet. éloignée de l'iris à l'instar de l'humeur aqueuse qui s'est écoulée dès le début. L'aspect comme lactescent que prend assez rapidement l'hémisphère supérieur de la cornée n'a donc rien d'inquiétant dans l'espèce, puisqu'il résulte de la condensation dans ce point de vapeurs albuminiformes, lesquelles disparaissent dans les quelques heures qui suivent l'opération.

Le chirurgien qui ne s'est pas suffisamment exercé aux manœuvres opératoires de notre méthode s'expose à tomber dans l'un ou dans l'autre de ces deux excès : il peut ne pas faire assez ou trop faire.

En n'opérant que d'une manière incomplète, on n'obtient le plus souvent qu'un résultat insuffisant, qu'il est nécessaire de compléter plus tard.

En dépassant certaines limites, on s'expose à produire dans l'intérieur de l'œil des désordres tout au moins inutiles et à favoriser le développement d'une fistule de la cornée.

Ainsi, autant et plus peut-être que les méthodes anciennes, la méthode galvano-caustique exige qu'un sens droit et une main sûre soient toujours au service de l'expérience.

www.ingramcontent.com/pod-product-compliance
Ingram Content Group UK Ltd.
Pitfield, Milton Keynes, MK11 3LW, UK
UKHW021636170726
13836UKWH00005B/2221